LE RÉGICIDE LUCHENI

ETUDE D'ANTHROPOLOGIE CRIMINELLE

DOCUMENTS DE CRIMINOLOGIE
ET DE MÉDECINE LÉGALE

LE RÉGICIDE LUCHENI

ÉTUDE D'ANTHROPOLOGIE CRIMINELLE

PAR LES D^{RS}

P. LADAME
Privat docent à l'Université
de Genève.

E. REGIS
Professeur de Psychiatrie
à l'Université de Bordeaux.

PARIS

A. MALOINE, LIBRAIRE-ÉDITEUR

25-27, rue de l'École de Médecine, 25-27

1907

LE RÉGICIDE LUCHENI

ÉTUDE D'ANTHROPOLOGIE CRIMINELLE

Le 10 avril 1901, ayant obtenu de M. le Conseiller d'Etat chargé du département de justice et police du canton de Genève l'autorisation de visiter Lucheni, l'assassin de l'Impératrice Elisabeth, en vue d'une étude d'anthropologie criminelle, nous pénétrions dans la prison de l'Évêché et passions une grande partie de l'après-midi auprès du célèbre régicide.

Les très intéressantes notes d'observation prises par nous à ce moment, jointes aux nombreux documents que nous possédions déjà, étaient destinées à une publication... prochaine. Il y a six ans de cela, et notre ami le professeur Lacassagne a dû attendre jusqu'à ce jour cette publication pour ses *Archives de l'Anthropologie criminelle*.

Nous ne regrettons pas, à tout prendre, ce retard, car les observations scientifiques, quand elles touchent surtout à des questions si brûlantes, demandent à ne pas être exposées et jugées trop hâtivement; il convient de les poursuivre longtemps et d'attendre, pour formuler une opinion, que le calme se soit fait dans les esprits.

Nous ne nous sommes pas, d'ailleurs, désintéressés de Lucheni depuis cette époque. Nous avons suivi de près ses faits et gestes, dont certains, tout récents, sont de nature à préciser les traits de cette physionomie curieuse, si bien que l'étude que nous donnons aujourd'hui n'a rien perdu, on peut le dire, de son actualité.

Et puis, la question des régicides et magnicides reste plus que jamais à l'ordre du jour.

Pour mettre un peu d'ordre dans notre étude, nous rappellerons d'abord l'affaire de Lucheni, c'est-à-dire son crime, son procès, sa condamnation ; nous rapporterons ensuite en détail la visite que nous lui fîmes le 10 avril 1901 ; nous dirons enfin les faits saillants survenus depuis dans son existence, et nous terminerons par quelques réflexions en forme de conclusion.

I. — L'Affaire Lucheni.

LE CRIME — LE PROCÈS — LA CONDAMNATION

C'est le 10 septembre 1898 que Lucheni assassinait l'impératrice Elisabeth, et c'est le 10 novembre de la même année qu'il était jugé par la Cour d'assises de Genève.

Nous empruntons au *Lyon Républicain* du 11 novembre 1898 l'exposé suivant de l'affaire et le récit des débats auxquels elle donna lieu.

L'accusé. — Lucheni est toujours le garçon crâneur que j'ai vu il y a deux mois, au lendemain de l'assassinat ; il entre en se dandinant, souriant, toisant la foule qui le regarde curieusement, car bien peu l'ont vu jusqu'ici. Il est vêtu des habits qu'il avait lors de son arrestation, un pantalon, un veston de couleur sombre, un chapeau mou ; un tricot de marin noir remplace la chemise. Il s'assied et converse avec son défenseur, Me Pierre Moriaud.

Les formalités accomplies, il est donné lecture de l'acte d'accusation et de diverses pièces de la procédure :

Acte d'accusation. — Le 30 avril 1898, S. M. l'Impératrice d'Autriche, reine de Hongrie, qui revenait des eaux de Nauheim, arrivait au Grand Hôtel de Caux ; souffrante depuis un certain temps, elle attendait de son séjour en Suisse le rétablissement de sa santé ; elle était accompagnée de plusieurs dignitaires de sa cour, mais voyageait strictement incognito sous le nom de comtesse de Hohenembs.

Ainsi que ce fut le cas déjà lors de ses précédents séjours dans le canton de Vaud, elle désira se rendre à Genève, spécialement dans le but de visiter Mme la baronne de Rothschild à qui elle manifesta son intention, par lettre, le jeudi 8 septembre.

Le vendredi 9, à 1 heure de l'après-midi, Sa Majesté débarquait au quai du Mont-Blanc et se faisait immédiatement conduire à Pregny, chez Mme de Rothschild; elle passa la majeure partie de l'après-midi en sa compagnie; elle revint à Genève à 6 heures, à l'hôtel Beau-Rivage, où ses appartements avaient été préparés; dans la soirée, elle sortit à pied avec sa dame d'honneur, Mme la comtesse Sztaray, traversa la ville, alla jusqu'à la place Bel-Air et au boulevard du Théâtre, visita plusieurs magasins et regagna ensuite son hôtel aux environs de 9 heures.

L'assassinat. — Le samedi 10 septembre, l'Impératrice et la comtesse Sztaray sortirent de nouveau de l'hôtel vers 11 heures, visitèrent encore divers magasins, et, après une courte promenade, rentrèrent à l'Hôtel Beau-Rivage à 1 h. 1/4. Devant s'embarquer pour Territet sur le bateau *le Genève* qui partait à 1 h. 40, elles quittèrent définitivement l'hôtel à 1 h. 30 et se dirigèrent sur le trottoir qui longe le lac, l'Impératrice se trouvant à droite; lorsqu'elles arrivèrent à peu près à la hauteur de l'Hôtel de la Paix, un individu qui était accoudé sur la barrière du lac, s'avança vers l'Impératrice en courant, se baissa comme s'il voulait regarder sous son ombrelle et lui porta un coup en pleine poitrine avec une rapidité telle que nul n'observa qu'il tenait une arme à la main; la violence du choc terrassa l'Impératrice; aidée de la comtesse Sztaray et d'un assistant, elle se releva. Debout, elle désira marcher seule et continuer sa route jusqu'à l'embarcadère; à une question de sa dame d'honneur qui lui demandait si elle souffrait, elle répondit: « Je ne sais pas, je crois que j'ai mal à la poitrine. »

A peine arrivée sur le bateau, Sa Majesté eut une syncope et resta quelques minutes sans connaissance; nul ne songeait alors à la gravité de l'événement qui venait de se produire : le bateau partit.

L'impératrice revint à elle et prononça même ces mots: « Que m'est-il arrivé? » Elle perdit de nouveau connaissance et son état s'aggrava assez rapidement; à ce moment, le bateau était sorti de la rade et se trouvait à la hauteur de la campagne Plantamour, à Sécheron; il fut décidé de faire machine en arrière et d'aborder au débarcadère des Pâquis, le plus voisin de l'hôtel Beau-Rivage; le bateau aborda; entre temps, une civière avait été improvisée au moyen de deux rames réunies par des pliants.

C'est ainsi que l'Impératrice fut transportée à son hôtel; quelques minutes après, elle expirait en présence de Mme la comtesse Sztaray, de Mme Meyer, directrice de l'hôtel et de M. le Dr Golay, qui avait été mandé dès que l'on vit le bateau revenir en arrière.

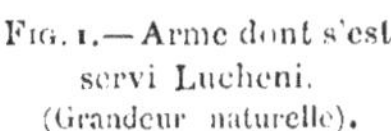

Fig. 1. — Arme dont s'est servi Lucheni.
(Grandeur naturelle).

A la nouvelle du décès de Sa Majesté, une consternation profonde s'empara de tous les habitants de notre ville ; magistrats et citoyens manifestèrent spontanément leur horreur pour le crime infâme qui venait de se commettre et leur sympathie envers ceux qu'il atteignait directement.

L'agresseur de l'Impératrice, aussitôt après l'avoir frappée, s'était enfui dans la direction de la rue des Alpes ; il fut poursuivi par plusieurs témoins de son acte ; lorsqu'il arriva à la hauteur du n° 5 de la rue des Alpes, il se trouva en présence de M. Rouge, aiguilleur de la Voie-Etroite, qui venait en sens inverse et étendit les bras pour lui barrer le passage ; MM. Chammartin, électricien, Willemin, cocher, puis Fiaux, cocher, qui le poursuivaient et étaient sur le point de l'atteindre, prêtèrent alors main forte et le maintinrent en état d'arrestation, tandis qu'il cherchait à se dégager de leur étreinte.

Conduit au poste de police des Pâquis, il chantonnait en route ; il fut ensuite conduit au Palais de Justice. Interrogé, il déclara se nommer Luigi Lucheni, être arrivé à Genève le 5 septembre, venant de Lausanne, où il séjournait depuis le 20 mai, et s'être rendu à Genève dans le but de tuer le prince d'Orléans, dont les journaux, disait-il, avaient annoncé la présence ; ne l'ayant pas trouvé, Lucheni se serait rendu à Evian le mercredi 7 septembre, dans l'espoir de l'y rencontrer ; déçu dans cet espoir, il serait revenu le lendemain à Genève, résolu à attendre pour le frapper quelque personnage de marque.

Il apprit, dit-il, par les journaux du vendredi 9, que l'impératrice d'Autriche était descendue à l'Hôtel Beau-Rivage ; il se mit alors en surveillance dans les rues environnant cet hôtel et ne cessa sa surveillance que pour aller prendre ses repas.

Le samedi 10, à 1 h. 30, il vit le valet de chambre de l'impératrice se rendre au bateau ; connaissant Sa Majesté pour l'avoir vue, dit-il, à Budapest, en 1894, il se plaça sur le parcours qu'elle devait suivre, et lorsqu'elle fut à sa portée, il s'élança et la frappa au cœur avec une lime triangulaire qu'il avait achetée quelques jours auparavant à Lausanne dans le but de commettre un attentat ; il savait, a-t-il dit, qu'une telle arme occasionnait une blessure des plus dangereuses ; « en frappant, ajouta-t-il, j'ai eu le sentiment que l'arme pénétrait profondément et que l'impératrice devait mourir ». Il reconnut ensuite s'être enfui après le crime et s'être débarrassé de son arme. Au cours de son interrogatoire, le téléphone annonça que l'impératrice venait d'expirer ; dès que cette nouvelle fut portée à sa connaissance, Lucheni manifesta une grande joie. Il avoua être anarchiste et avoir agi avec préméditation, dans un but exemplaire, pour faire avancer la cause anarchiste ; il nia catégoriquement avoir des complices.

Dès que le décès de l'Impératrice leur eût été annoncé, le Procureur général et le Juge d'instruction se rendirent à l'hôtel Beau-Rivage, accompagnés de M. le Dr Mégevand, requis pour procéder à l'examen de la blessure et, le cas échéant, à une autopsie partielle ; ces Messieurs furent rejoints plus tard par M. le professeur Aug. Reverdin, puis par M. le professeur Gosse, qui devaient collaborer avec M. Mégevand. Une autopsie partielle fut reconnue indispensable, et il fut décidé qu'il y serait procédé le lendemain ; S. M. l'Empereur d'Autriche avait, dans l'intervalle, été prévenu de cette nécessité et déclarait, par dépêche, s'en remettre aux décisions des magistrats genevois.

L'autopsie révéla l'existence d'une plaie triangulaire occasionnée par un instrument allongé et piquant, qui avait fissuré la quatrième côte dans toute son épaisseur et, pénétrant sur une longueur de 85 millimètres, avait percé le bord antérieur du poumon gauche, déchiré le péricarde et traversé de part en part le ventricule gauche du cœur. La mort était indiscutablement consécutive à ces lésions, l'écoulement progressif du sang ayant arrêté les fonctions du cœur.

Deux heures après le crime, la concierge du n° 3 de la rue des Alpes ramassait, à l'entrée de l'allée de sa maison, une lime triangulaire, grossièrement emmanchée. Si l'on observe qu'elle fut trouvée sur le passage de Lucheni lorsqu'il fuyait; que celui-ci ne portait aucune autre arme lors de son arrestation; que, dès son premier interrogatoire, soit plus d'une heure auparavant, il en avait fait la description; si l'on observe encore que cette lime correspond aux lésions constatées, qu'exhibée à Lucheni, il la reconnut et, qu'en outre, un nommé Martinelli, arrêté comme complice de Lucheni, déclara l'avoir vue en sa possession à Lausanne et l'avoir emmanchée sur sa demande; il est hors de doute que, malgré toutes les suppositions qui se sont produites, telle est l'arme qui a causé la mort de l'impératrice; si elle ne présente pas de traces de sang perceptibles, ce qui serait scientifiquement explicable, c'est qu'elle ne fut remise à la justice que le dimanche 11 seulement, après avoir passé en plusieurs mains, la concierge qui l'avait trouvée ayant cru qu'il s'agissait d'un outil égaré par une personne qui déménageait.

L'assassin. — Lucheni est enfant naturel, il est né à Paris, en 1873, d'une mère venue en cette ville pour y cacher sa grossesse, et qui partit après ses couches pour l'Amérique; l'enfant fut successivement placé à l'Hospice Saint-Antoine, à Paris, puis à l'Hospice des enfants trouvés, à Parme; confié par l'Administration de l'Hospice à des habitants de cette ville, les mariés Monici, il resta auprès d'eux jusqu'à l'âge de huit ans, puis se retrouve pendant un an à l'Hospice; il est ensuite confié aux mariés Nicasi, à Verano-Melegari, qui lui manifestent un très vif intérêt; à cette époque, il est signalé comme étant intelligent et travailleur. Il suivit l'école et resta chez les mariés Nicasi jusqu'en 1887; il fut ensuite pendant deux ans chez les mariés Salvi d'Angelo, à Solignano, puis revint à Varano et travailla au chemin de fer de Parme-Spezia; il voyage ensuite, travaille successivement à Gènes, puis dans le canton du Tessin, à Airolo et à Chiasso, puis dans le canton de Genève, à Versoix, où il séjourne de 1891 jusqu'au printemps de 1892, chez M. Papis, entrepreneur; dès lors, il se rend dans le canton de Zurich, passe en Autriche, va à Vienne, puis à Budapest, où il se trouve en mars et juin 1894; il va ensuite à Fiume et arrive à Trieste où la police l'arrête et le rapatrie.

En Italie, réfractaire à la classe de 1873, il est enrôlé, en 1894, dans le 13e régiment de cavalerie de Montferrato, à Naples; en 1896, il fait du service en Afrique, revient à Naples, puis est congédié en décembre 1897; il entre alors en qualité de domestique chez son capitaine, le prince de Vera, dit Aragona, à Naples, puis à Palerme, il se montre d'une fierté assez ombrageuse et quitte sa place le 31 mars 1898; il se rend à Gènes, puis à Martigny, en passant par le Grand Saint-Bernard et arrive à Lausanne en mai.

C'est en Italie que se sont, sans doute, éveillés en lui les premiers symptômes anarchistes qui se développèrent plus tard au cours de sa vie itinérante. A Lausanne, il se rencontre avec des camarades très suspects, on le voit lisant des journaux subversifs, il en envoie même à l'adresse d'un de ses anciens camarades de régiment à Naples; ses propos sont, dès lors, empreints d'un vif enthousiasme pour les idées qu'il a adoptées, on le trouve porteur d'écrits très violents et même menaçants; dans le courant du mois d'août, il va à Vevey en compagnie d'un camarade, cherche à acheter un poignard. Quelques jours après, il achète, à Lausanne, la lime qu'il a utilisée le 10 septembre. Il quitte Lausanne le 4 septembre; dès lors, on sait qu'il s'est trouvé le jeudi 8 au soir, dans un café, à Genève; le vendredi 9, il est vu à diverses reprises dans la journée, notamment l'après-midi à 4 heures, devant l'hôtel Beau-Rivage; il est à remarquer que sa trace n'est point signalée dans les lieux où il dit avoir résidé et couché du 5 au 10 septembre et, durant cette période qui est celle de la préparation du crime, on en est réduit aux conjectures, car il ne dit pas la vérité.

Lucheni s'est défendu avec énergie d'avoir des complices; cependant, et bien que nulle participation effective d'un complice n'ait été démontrée, il est possible que l'acte qu'il a commis ne soit pas le fait d'une conception purement individuelle; il a, en tout cas, dans cette conception la part la plus large, il est l'initiateur principal et l'exécuteur direct de son acte, mais certaines réticences de sa part et d'évidentes inexactitudes de son récit donnent à penser que Lucheni a beaucoup à dissimuler, et, comme ce n'est point pour lui-même, puisqu'il ne s'épargne nullement dans ses déclarations, ce ne peut être qu'en faveur d'autrui.

Lucheni avoue avoir agi avec préméditation et guet-apens, autrement dit, il avoue avoir attendu sa victime au passage pour attenter à sa vie; ces deux circonstances aggravantes, qui font du meurtre l'assassinat, résultent d'ailleurs de l'enquête.

Le mobile qui l'a fait agir est bien manifeste; il a agi pour le compte des idées de sa secte et, la vanité aidant, il a voulu associer son nom à un acte retentissant, quoique infâme, en frappant mortellement Sa Majesté l'Impératrice d'Autriche.

L'attitude de Lucheni. — Au cours de cette lecture, l'attitude de l'accusé semble bizarre; il affecte de ricaner, se tourne sans cesse du côté du public, semblant chercher quelqu'un, un compagnon probablement, mais personne; la salle a été faite, un anarchiste n'aurait osé pénétrer; on ne le lui eût du reste pas permis; cette abstention semble l'affecter, son regard devient inquiet, mais la vue des bancs de la presse au grand complet amène bien vite un sourire ironique. S'il n'a pas des admirateurs, il a au moins des gens qui parleront de lui et apprendront aux foules le nom de Luigi Lucheni.

Une fois la lecture de l'acte d'accusation terminée, on passe à l'audition des témoins, qui confirment les faits ci-dessus. Il n'y a donc pas lieu, pour nous, d'en reproduire le détail.

Interrogatoire de l'accusé. — Vient ensuite l'interrogatoire:

D. Lucheni, reconnaissez-vous avoir frappé le 10 septembre, à une heure et demie, sur le quai du Mont-Blanc, Sa Majesté l'Impératrice. — R. Oui.

D. Y avait-il préméditation? — R. Oui.

Le président explique à l'accusé ce terme « préméditation ». — R. Oui.
D. Y avait-il guet-apens? (Même explication du président). — R. Oui.

L'accusé, achetant la lime, n'avait pas, dit-il, l'intention de tuer l'impératrice mais simplement de tuer quelque grand personnage; il avoue avoir fait l'impossible pour ne pas manquer son coup. *(Sensation dans l'auditoire.)* Il persiste à dire qu'il a logé chez les mariés Jecker qui opposent leur double dénégation. Lucheni a fait le plan de la chambre, preuve, dit-il, qu'il dit bien la vérité. Qu'on fasse ce qu'on veut, dit-il en terminant, j'ai dit la vérité.

— D. Avez-vous des complices? — R. Non absolument.

D. Vous vouliez d'abord tuer le prince d'Orléans et vous êtes allé à Évian-les-Bains pour cela? — R. Oui, j'avais acheté le *Journal des Étrangers* pour me renseigner.

D. A Évian, vous n'avez parlé avec personne? — R. Non.

D. Où et quand vous est venue l'idée de tuer l'impératrice? — R. Plus tard, sans quoi je serais allé à Caux.

D. Qui vous a décidé à la tuer. — R. La misère.

D. Mais vous n'avez pas connu la misère. — R. Le jour de ma naissance ma mère m'a renié.

D. Mais vous avez été élevé dans une famille qui vous a bien soigné. — R. J'ai commencé à neuf ans à travailler; ce que j'ai appris, ce n'est pas à l'école, c'est à l'hospice.

D. Au service, vous passiez pour intelligent. — R. Oui et ailleurs aussi; partout où j'ai travaillé.

Lucheni explique que, s'il a été réfractaire, c'est qu'il était absent. Discussion sans intérêt sur la classe 1873 ou 1874 dont il faisait partie. L'interrogatoire passe en revue toute la vie de l'accusé, son service chez le capitaine prince d'Aragon.

— Ainsi, dit le président, vous n'avez pas été aussi misérable que vous le prétendiez. Pourquoi n'avez-vous pas commis votre crime à Caux, où était l'impératrice? — R. C'est à Genève que j'ai appris sa présence par les journaux, et je me suis décidé.

D. On vous a vu le 9 septembre devant l'hôtel de Beau-Rivage. — R. Non, devant l'hôtel de la Paix où je guettais le prince d'Orléans.

D. Avec qui vous êtes-vous trouvé et entretenu ici à Genève? — R. Avec des gens dont je ne connais pas le nom.

D. Quand avez-vous appris à connaître l'impératrice? — R. Je l'avais vue à Budapest ou à Vienne.

D. Personne ne vous l'a montrée? — R. Personne. Je connaissais aussi sa photographie.

Lucheni a monté la garde tout le matin sur le quai, s'est éloigné à 11 heures et est revenu à midi; il ne savait pas si l'impératrice prendrait le train ou le bateau.

D. Vous avez parlé avec quelqu'un qui vous a renseigné? — R. Je n'avais plus aucun renseignement à demander, j'avais vu le valet de chambre aller en avant, portant des habits de dame ou plutôt je présumais.

D. Quand vous l'avez vue venir, vous l'avez donc reconnue instantanément? — R. Oui, sans quoi je n'aurais pas frappé.

D. Vous avez adressé une carte-correspondance à la princesse d'Aragon, carte contenant une vue du quai du Mont-Blanc? — R. C'est là que je pensais tuer le prince d'Orléans.

D. Pourquoi après avoir quitté Genève y êtes-vous revenu? — R. C'était par fantaisie.

D. Vous avez reçu des avis de compagnons anarchistes? — R. Pas du tout.

D. Quand êtes-vous devenu anarchiste? — R. Après mon service.

D. Avez-vous été influencé par d'autres? — R. Non, c'est la raison qui m'est venue toute seule.

L'interrogatoire porte sur le séjour de Lucheni à Salvan, puis à Lausanne, d'où il est venu à Genève.

D. Pourquoi avez-vous commis votre crime en Suisse plutôt qu'ailleurs; vous saviez qu'à Genève la peine de mort n'existait pas? — R. Pas du tout. J'aurais voulu être jugé à Lucerne, où la peine de mort existe.

D. Mais vous avez voulu échapper, vous vous êtes enfui. — R. Non, je voulais aller au poste de police. *(Rires.)*

On le questionne sans succès sur les chansons et brochures anarchistes trouvées sur lui et les cartes-correspondance reçues alors qu'il était en prison.

D. Quel but pensiez-vous atteindre par votre crime? — R. Pour venger ma vie *(sic)*.

D. Quels résultats attendiez-vous? — R. Aucun, les galères.

D. On vous a peut-être forcé par des menaces à commettre le crime? — R. Non.

D. Est-ce pour voir votre nom dans les journaux? — R. Non, pas du tout.

D. Avez-vous pensé à l'horreur de votre crime, vous êtes-vous repenti? — R. Pas du tout; ils ne se sont pas repenti ceux qui ont persécuté le monde pendant dix-neuf siècles.

D. Si c'était à refaire le referiez-vous? — Oui, je le referais encore. *(Frémissement dans l'auditoire.)*

Le réquisitoire. — M. Navazza rappelle l'émotion, la douleur de la population à la nouvelle du crime.

Que notre première parole, dit-il, soit à la mémoire de la victime, que nos pensées premières aillent à l'empereur, tant de fois affecté, au peuple dont l'impératrice fut la souveraine.

Ici, un beau portrait de la pauvre femme assassinée par Lucheni. M. le Procureur continue :

Un grand devoir s'impose à la justice genevoise; le monde a les yeux sur cette salle. Il est constant que le coupable n'avait pas d'attache avec nous. Notre pays n'est pas le refuge des bêtes fauves de l'anarchisme. En pratiquant le droit d'asile, nous ne méconnaissons pas les devoirs qui nous incombent, et nous punissons ceux qui manquent à nos lois.

Nous ne permettrons jamais l'invasion de notre territoire par la horde de malfaiteurs qu'il plairait à quelque puissance étrangère d'exporter chez nous.

Le procureur général rappelle le crime et les circonstances qui l'ont précédé, les dramatiques moments qui suivirent, le contraste d'une impératrice ayant pour lit de mort une civière improvisée avec des rames et des coussins. Il revient sur l'indignation douloureuse qui s'empara de Genève entière. Quand il parle de l'arrestation de l'assassin, qui cherchait à s'enfuir, Lucheni dit à mi-voix : « Ce n'est pas vrai! »

Quand M. Navazza rapporte les paroles de Lucheni à l'annonce de la mort de l'impératrice « J'ai réussi, je suis content », l'accusé ajoute :

« Très bien ! » et pendant tout le discours de M. Navazza, l'assassin approuve ou désapprouve.

Le procureur continue le procès de l'anarchie et montre que l'assassinat de Lucheni ne pouvait pas, même dans l'intention de son auteur, donner un résultat social appréciable.

Du reste, Lucheni n'a pas été si malheureux qu'il le dit. Son crime sur une malheureuse et innocente créature est inexcusable.

M. Navazza montre l'initiation progressive de l'anarchiste, qui a transformé un individu auparavant non seulement inoffensif, mais sympathique.

La préméditation et le guet-apens sont hors de doute, ce sont les circonstances les plus aggravantes du meurtre. Le procureur général ne croit pas que Lucheni ait jamais voulu assassiner le duc d'Orléans. Il est venu à Genève dans un autre but.

A-t-il été renseigné sur les déplacements de l'impératrice ? C'est probable.

Lucheni ment sur l'emploi de son temps du 5 au 8 septembre ; il a su avant les journaux le projet de l'impératrice de rendre visite à la baronne de Rothschild ; son retour à Genève alors qu'il était sur la route de Paris est plein de mystère ; sa carte postale à la princesse d'Aragon dénote la pensée du crime.

Il ne se ménage pas ; il cèle la vérité parce qu'elle serait nuisible à ses complices (au moins des complices moraux) ; il assume, comme tous les régicides, toute la responsabilité de son crime.

Je suis convaincu, dit M. Navazza, bien que sans preuves, qu'il y a eu complot ; ce n'est pas l'emmancheur de lime qui est le complice, ni les apologistes du crime ; ce sont d'autres qu'il faut rechercher et poursuivre ; en attendant il faut faire bonne et prompte justice, les faits étant avérés.

M. Navazza s'attaque à bon droit aux intellectuels de l'anarchisme, aux théoriciens de l'assassinat politique, mais ce n'est pas une raison pour ne pas punir leur instrument, un instrument tout prêt, non pas passif, mais résolu et intelligent.

C'est cet instrument qu'il faut mettre en lieu sûr, dès que l'instrument est pleinement responsable et conscient.

Sa responsabilité n'est pas moindre, bien au contraire, si, au lieu d'être un complice, il est le seul auteur.

Le procureur général admet la pleine responsabilité de l'assassin, qui n'est anormal ni physiquement ni intellectuellement. Ce n'est pas un criminel-né, c'est son incommensurable vanité qui l'a fait agir. Fût-il né criminel, comme un reptile venimeux, il faut, sinon l'écraser, au moins le mettre dans l'impossibilité de nuire. Il n'est pas davantage un aliéné ; aucun acte ne décèle une tare cérébrale, soit avant, soit après son crime. Lucheni lui-même proteste contre cette hypothèse. Du reste, un dilemme se pose : la prison ou l'hospice des fous. C'est la prison que vous lui choisirez.

Le très beau réquisitoire de M. Navazza oppose enfin à l'anarchie le patriotisme. S'adressant à l'assassin, il flétrit le lâche qui tue une femme de soixante ans :

« La satisfaction que vous paraissez en ressentir vous tiendra donc compagnie dans votre prison perpétuelle.

« Oui, certes, la société a un idéal social à poursuivre en développant l'instruction, la prévoyance, la solidarité ; elle doit non seulement se défendre, mais faire la guerre à l'anarchie, agir contre la diffusion des idées subversives et, dans sa légitime défense, elle doit s'armer de moyens spéciaux contre une attaque spéciale.

« Le péril anarchiste est réel et imminent ; que chacun accomplisse son devoir. »

Suit un appel aux jurés qui comprendront la responsabilité de la justice genevoise en face de l'humanité.

« Ailleurs, l'échafaud se dresserait devant lui; ici, qu'il soit frappé de la détention perpétuelle, peine non moins terrible ; je vous le demande au nom de la justice, de la patrie suisse et de l'humanité.

« Ainsi que la tombe s'est scellée sur l'impératrice martyre, que la porte du cachot retombe pour toujours sur son assassin. »

La plaidoirie. — Après une suspension d'audience, Me Pierre Moriaud, avocat d'office, prend la parole à 5½ heures.

Sa tâche est rendue terriblement difficile par l'attitude constamment cynique de l'accusé; le réquisitoire de M. Navazza a été éloquent et les applaudissements ont salué sa péroraison, applaudissements aussitôt réprimés par le président.

Me Moriaud se joint aux paroles du procureur général pour déplorer qu'un attentat commis par un étranger ait souillé notre sol. Son portrait de l'impératrice victime fait pendant à celui qu'a tracé l'accusation. L'orateur comprend quelles sont les responsabilités de la défense : comme un soldat appelé à un poste difficile, je ferai mon devoir.

Je m'efforcerai de montrer que la responsabilité de Lucheni est limitée et qu'il la partage avec beaucoup qui ne sont pas sur le banc d'infamie. Nous chercherons le mobile du crime et nous le trouverons.

L'orateur retrace la vie de Lucheni, fils abandonné à Paris par sa mère, renvoyé en Italie par l'assistance publique et repoussé par son pays. Enfin, on consent à le recevoir à Parme, à l'hospice des enfants trouvés. On le place au dehors pour 8 francs par mois chez un ivrogne et une femme perdue. Quelques années plus tard, l'adolescent est placé à 5 francs par mois et pour parfaire la somme, Lucheni mendie comme mendie son maître de pension.

Malheureux, il l'a été dans sa jeunesse, et toujours davantage. S'il entre en lutte avec la société, celle-ci ne peut lui répondre qu'elle a fait tout son devoir envers lui.

Me Moriaud nous montre Lucheni sans travail à Budapest, à Trieste : il va chez les consuls d'Italie dans ces deux villes, ses protecteurs naturels. L'un l'envoie à la police, où on le coffre trois jours ; l'autre fait de même : même emprisonnement, et on l'expédie sans le sou et sans provision dans son pays.

Il est toujours expédié comme un numéro dès sa naissance.

Ah ! le pays de Lucheni a des responsabilités que nous comprenons, nous, Suisses, où l'enfant abandonné est autrement recueilli, protégé, élevé. Lucheni ne s'insurge pas encore. Il entre au service militaire ; il s'y conduit bien, à en juger par les renseignements donnés par le capitaine d'Aragon. Il fut un excellent domestique ; il n'était pas anarchiste alors ; ses lectures sont celles d'un brave garçon.

Que s'est-il produit pour que cet homme devienne anarchiste et assassin ? Rien autre chose que l'abandon et la misère : cela suffit bien, mais la société a continué à être aussi marâtre, quitte à entourer les assassins anarchistes d'une auréole de popularité.

Mᵉ Moriaud proteste en passant contre les accusations élevées contre la Suisse par la presse italienne. Vous nous expédiez Caserio et Lucheni et nous serions les coupables ! Gardez vos enfants, élevez-les et faites d'autres lois. Alors votre exportation humaine ne fera pas courir au monde les dangers que par vous il court actuellement.

L'orgueil et la vanité ont fait le reste. Lucheni avait fait huit mois de service militaire supplémentaire en Afrique pour être apte à postuler un emploi. Il écrit : on ne répond pas à ses nombreuses lettres. Il s'aigrit alors. Il lit les brochures anarchistes et pense à réformer la société à coups de poignard. Les vrais coupables sont les théoriciens de l'anarchie qui ont semé leurs doctrines meurtrières dans un terrain malheureusement préparé. Les causes occasionnelles : chagrin, déboire, misère, ont fait le régicide, et aussi le milieu et les lectures.

La transformation s'est opérée à Lausanne en moins de six mois. Lucheni n'est pas fou, il ne veut pas l'être, il se croit responsable et aspire à la punition, il veut la prison. Son cerveau n'est pas le cerveau de quiconque.

Les jurés ne peuvent l'oublier. Mᵉ Moriaud continue en lisant non des œuvres d'anarchistes, mais des fragments d'auteurs connus, où le régicide est poétiquement célébré. Ces lectures, que peuvent-elles produire sur les déséquilibrés? (Une citation de Lombroso et de Lucheni produit un grand effet.) L'avocat genevois n'excuse pas l'acte de Lucheni, mais il explique comment et pourquoi il a pu se produire. D'autres femmes qui n'étaient pas impératrices ont été lâchement assassinées ; leurs assassins n'ont pas été condamnés à perpétuité. Faut-il châtier plus le meurtrier d'un riche que le meurtrier d'un pauvre ?

Et que dirait l'impératrice ? ferait-elle entendre des cris de vengeance ? non pas, mais des paroles de pardon. Sa miséricorde a obtenu la grâce de cent coupables dans son pays. Écoutez sa voix et non les bruits de la rue. Vous devez punir et non pas vous venger. Soyez justes et soyez cléments. En un mot, soyez humains.

Des applaudissements aussitôt réprimés accueillent la fin de cette très habile plaidoirie.

L'accusé déclare ne rien avoir à ajouter pour sa défense. Ainsi nous échappons à la lecture du fameux manifeste anarchiste rédigé par Lucheni.

Les débats sont déclarés clos.

Délibération du jury. — Le jury entre aussitôt en délibération. Il aura à se prononcer sur les trois questions distinctes d'homicide volontaire, de préméditation et de guet-apens. Il est 6 h. 1 2.

Le verdict. — Après quinze minutes, le jury entre et son président, le Dʳ Thomas, donne lecture du verdict, affirmatif sur les trois questions et muet sur les circonstances atténuantes.

Le procureur général requiert la peine de réclusion perpétuelle.

Lucheni déclare qu'il n'a rien à dire sur l'application de la peine.

La condamnation. — Lucheni est condamné à la réclusion perpétuelle.

Lucheni a trois jours pour se pourvoir en cassation.

Il est 7 heures. Lucheni, emmené, crie : « Vive l'anarchie! et mort à la société ! »

Le conseiller fédéral chargé du département de justice et police, le procureur général de la Confédération, le ministre d'Autriche à Berne, ont assisté au procès.

Physionomie de l'audience. — Jamais grand procès ne fut plus nul, plus terne que celui-ci. Rien d'intéressant; des banalités, des choses dites et redites ; pas un fait nouveau apporté par les innombrables témoins que nous avons vu défiler.

D'après certains témoins cités par l'accusation, il semble que l'on a essayé d'établir que l'assassinat du 10 septembre était le résultat d'un complot anarchiste, et rien de tout cela n'a été démontré.

Il a été à peu près prouvé que Lucheni avait agi seul, de sa propre initiative.

Ce misérable Italien au masque brutal, à l'intelligence bornée, à l'instruction à peu près nulle, est une brute méchante et malfaisante, un orgueilleux qui a sacrifié son existence à son incommensurable vanité ; que l'on parle de lui et il est content ; il l'a dit dans ses interrogations; son attitude à l'audience justifie son affirmation ; il a agi seul, voulant seul bénéficier d'une malsaine popularité.

Comme Caserio, Lucheni a agi en solitaire. Pendant tous les débats, l'accusé a conservé son air gouailleur et sardonique, riant, plaisantant avec les gendarmes, lorgnant le public, plus intéressé à saisir l'impression de l'assistance qu'à écouter les témoins. Nulle émotion, point de regrets; quand une déposition était légèrement erronée, s'écartant quelque peu de la vérité, oh ! alors, il quitte son allure de bonne gouape pour redevenir ce qu'il est réellement, violent et brutal ; d'un bond il se levait, les traits contractés, l'œil dur, réprimandait vertement l'audacieux trahi par sa mémoire.

Qu'un malheureux témoin raconte inexactement un propos qui devait même atténuer sa responsabilité, vite il le reprenait et précisait, car il est doué d'une excellente mémoire.

Ce matin, un de ceux qui l'ont arrêté a eu l'imprudence de dire : « Quand je l'ai saisi, il m'a répondu : « Mais je n'ai rien fait ». « C'est faux, s'est exclamé Lucheni, jamais je n'ai dit ça. J'ai dit, au contraire, je crois que je l'ai tuée, je suis content. »

Au moment de la lecture de l'accusation, il a approuvé de la tête certains passages où il était question de la joie qu'il manifesta lorsqu'il apprit la mort de la victime. Un témoin ayant dit que lorsqu'un coup de téléphone apprit au juge d'instruction qui interrogeait l'assassin la mort de l'impératrice, celui-ci éclata de rire en disant :

« J'en étais sûr, avec une lime, et c'est pour cela que j'avais choisi cette arme ; avec elle on tue, les blessures sont mortelles. »

Lucheni, en entendant rappeler cet épisode, n'a pu y tenir, et bien qu'aucune question ne lui fût posée, il s'est levé comme mû par un ressort, en criant : « C'est vrai ! je me souviens, j'ai dit cela ; j'étais si content d'avoir réussi ! »

L'audience du soir n'a pas présenté un intérêt plus grand que celle du matin ; Lucheni a observé la même attitude, continué à se montrer cynique et grossier, injuriant à mi-voix les témoins qui lui déplaisent, grommelant de vagues menaces en sa langue natale.

Dans son interrogatoire, il s'est montré très violent de ton et de langage; ainsi que l'on s'y attendait, il n'a nullement cherché à atténuer l'horreur de son crime, il s'est, au contraire, attaché à l'aggraver par ses aveux dépourvus de toutes réticences ; il semblait éprouver une sorte de jouissance sauvage en insistant sur l'immense satisfaction qu'il avait ressentie en enfonçant son poignard dans la poitrine d'une femme sans défense, en parlant de sa joie lorsqu'il apprit la mort de sa victime. D'un ton âpre, avec des gestes pour bien préciser sa pensée, il a répondu brutalement aux questions.

Il est arrivé à l'auditoire, malgré son calme, de ne pouvoir réprimer certains murmures ; Lucheni s'est alors arrêté court, et se retournant vers le public, l'œil en feu, la bouche mauvaise, l'a fixé un instant, puis, après un haussement de tête significatif, a continué le récit de ses aveux.

Les débats ont été conduits avec une grande impartialité ; nous n'avons pas vu, comme dans certaines affaires, un président interrompre ou brusquer des témoins dont les dépositions n'étaient pas favorables à l'accusation, ou qui, troublés, se trompaient, commettaient d'involontaires erreurs.

Tous ont été interrogés et écoutés avec une extrême bienveillance ; médecins-experts ou cochers ont été traités de même ; M. Burgy a fait preuve vis-à-vis de tous d'une politesse égale ; ce sont là des mœurs judiciaires que l'on ne pratique pas toujours en France.

Le réquisitoire du procureur Navazza, écouté avec un religieux silence, a causé une vive impression sur tous les assistants à l'exception de Lucheni ; pas un seul instant il ne s'est départi de son attitude insolente. mais il est demeuré silencieux, se bornant à protester par gestes contre les virulentes apostrophes de M. Navazza à l'adresse des anarchistes et à applaudir discrètement quand l'orateur parlait de l'horreur du crime, des larmes qu'il avait fait couler.

Pendant la plaidoirie de M⁰ Moriaud, Lucheni s'est tenu tranquille. Après le prononcé de la sentence, il s'est livré à une espèce de manifestation, la seule de la journée. Il aurait peut-être voulu parler, mais les gendarmes l'ont rapidement emmené. Le verdict condamnant Lucheni à la réclusion perpétuelle, peine que tout le monde attendait, a été accueilli avec une satisfaction marquée.

II. — Visite à Lucheni le 10 avril 1901.

Après avoir salué et remercié M. le conseiller d'État Didier, qui avait bien voulu autoriser notre examen médical de Lucheni, et vu également M. Navazza et M⁰ Pierre Moriaud, les éloquents interprètes de l'accusation et de la défense, nous nous acheminâmes vers la prison de l'Évêché, où nous fûmes très aimablement reçus par le directeur, M. Perrin.

Notre premier soin fut de consulter le dossier du régicide, mis à notre disposition, et d'y copier les documents susceptibles de nous intéresser.

Nous reproduirons d'abord quelques-uns de ces documents, afin de donner une idée du degré d'intelligence et d'instruction de Lucheni à son entrée à l'Évêché et d'indiquer son attitude et sa conduite à la prison jusqu'à la date de notre visite. Nous relaterons ensuite notre entrevue avec lui.

1° *L'examen pédagogique de Lucheni à son entrée à la prison de l'Évêché (décembre 1898).*

Tout individu incarcéré à la prison de Genève subit un examen d'entrée portant sur *la lecture, l'écriture* et *l'orthographe, la composition, l'arithmétique, l'instruction civique* et donnant lieu à des notes pour chaque matière et à une moyenne.

Il est intéressant de connaître les détails de cet examen chez Lucheni.

Voici la copie textuelle de ses trois dernières épreuves, les principales; comme il connaissait à peine le français à cette époque, son devoir d'orthographe ne saurait entrer en ligne de compte.

a) COMPOSITION FRANÇAISE

Le texte de composition était à choisir entre les sujets suivants :
1° Lettre à un parent, à un ami, pour lui expliquer votre nouvelle situation ;
2° Lettre à un patron pour motiver une augmentation de traitement ;
3° Raconter votre vie ;
4° Décrire la visite d'une ville, d'une usine, etc.
Lucheni choisit naturellement le sujet n° 3 et écrivit ce qui suit :

« La mia vita volerla proprio minutamente descriverla sarebbe indegna di appartenere al genere Umano. Cominciando del giorno che quella infame (cosi dievo chiamarla) donna mi mise alla luce è che mi abbandono lo stesso giorno, non fui piu un uomo.

« Conosco che le Leggi d'allora furono rispettati al conto mio come per chiunque. La maledizione è che l'Italia adopera regolamenti per questi esseri innocenti che sono indegni di appartenere à questo Regno. Vorei farli qualche osservazio se fossi riano che arrivassere a chi desidera.

« Perchè prima di dare nelle mani un bambino a genti che non lo fanno altro che per il frutte de 7 o 8 lire che li date al mese non vi assicurate se questo essera surà o no custodito come le vostre legge lo chiedono? E che forse non fu questa la razione della mia fine ?

« Se mi aveste consegnato in mano a genti che avessero avuto comodità di farmi imparare qualche arte; ho ambe che mi avessero dato qualche consiglio quando vivero che abbandonavia la sua casa di giorne forse che mi troverei mi questo condizione? Non è vostro quadagno che li tenete all' Ospizio fino ai 18 anni con 6 anni di lavoro questi miserabili abbandonati, invece di darli a gente che nemmeno per suoi figli hauno a che cibarli ? Questo mi è capitato a me le commune, lo potra dire cosa facevo all' età di 9 anni per quadraquaremi il vitto d'elemosina. Sarei contento se cemarte di provedere e migliorare le condizioni dei poveri orfani abbandonati innocenti prima che qualcuno dovesse fare la fine do Lucheni. E non dovete dirmi che sio nato delinquente, oppure anarchico, no vi sbagliate. »

b) ARITHMÉTIQUE ET GÉOMÉTRIE

D. Un patron emploie 8 ouvriers qui sont payés comme suit : 1 reçoit
3 francs, 1 reçoit 3 fr. 50, 4 reçoivent 4 francs et 2 reçoivent 4 fr. 50 par
jour. Combien ce patron aura-t-il à payer par semaine, soit pour 6 jours?

R. Ogni 6 giorni di lavoro il padrone dovrà pagare ai suoi lavoranti
L. 179.

D. La récolte d'une propriété a été vendue 3.200 francs, mais elle a
nécessité 1.428 francs de frais. Cette récolte appartenait à 4 frères,
combien reviendra-t-il à chacun d'eux?

R. La parte della raccolta netta, dalle spese; che aspetta ad ogui fra-
tello, e di L. 443.00.

D. Un champ mesure 40 mètres de long
et 15 mètres de large. Indiquez-en le pour-
tour, la surface et la valeur à 2 fr. 50 le
mètre carré.

R. Il campo occupa 600 m. q. Il suo costo è di L. 1.500.

4° D. Etablir la facture suivante :

Genève, le 23 XII 1898.

Monsieur Arnaldo Mastrilli à Gênes.

	fr. c.	fr. c.
150 litres vin blanc d'Algérie à.	0,26	39 »
25 kilos sucre	0,50	12 50
14 caisses pâtes de 15 kilos, 210 kilos à. .	0,45	94 50
Total.		145 »
Levando il escompto 2 o/o.		2 90
Rimane.		142 10

c) GÉOGRAPHIE

1° D. Quelles sont les principales villes de votre pays ?

R. Napoli, Milano, Roma, Firenze, Venezia, Genova, Torino, Palerma,
Bologna, Bari.

2° D. Quels sont les principaux centres industriels de votre pays? (Donner
quelques détails.)

R. La Sicilia per le sue miniere del Zolfo, l'Emilia e Lombardia per
l'abbondanza del raccolto sio Frumento, Rizo, Legumi, ecc. Il Piemonte
per la grand quantita di Vino. La Liguria con tutto le sue Fabbriche, spe-
cialmente la costruzione Navale. A (Spezia e Sertro Pamente) Terra di
Lavoro (Caserta, Napoli) abbonda la raccolta della Canapa, e contiene pure
Fabbriche d'Armi ed altri generi. La Toscana possede le miniere del
marmo (entre Mossa e Carrara), produce pure in quantita le olive che
Lucca (citta) e rinomata per il suo oglio.

d) INSTRUCTION CIVIQUE

1° D. Quelles sont les autorités de votre pays?

R. Le Autorite dell Italia sono : Sua Maesta il Rè e la Regina le loro
Eccelenze Ministri, Deputati e Senatori.

2° D. Par quel magistrat est administrée votre commune? Quelles sont ses attributions?

R. La mia comune è amministrata per un Sindaco (D^s villagio non di citta). Il suo dovere è di render conto a suoi superiori le novite che succedono all'interno della sua comune. Di assiurarsi che la polizia delle via sia giornalmente eseguita. Ricevere i rapporti de li vengono amministrate è dar udienza a chi lo richiedesse, ecc.

2° *Lucheni à la prison, de novembre 1898 à avril 1901.*

Au moment de la visite que nous lui fîmes, le 10 avril 1901, Lucheni se trouvait à l'Évêché depuis déjà deux ans et demi : c'est dire qu'on l'y connaissait fort bien. Il était donc intéressant de savoir ce qu'on y pensait de lui et comment il s'y était conduit.

L'assassin de l'impératrice Élisabeth était généralement considéré, à la prison, comme un être intelligent, mais très vaniteux, d'humeur variable et fantasque, tantôt doux et facile à diriger, d'autres fois irritable, violent, impulsif.

Comme M. Perrin, tout le monde, autour de lui, était frappé de sa tendance dominante à la vanité.

« Son attitude actuelle — dit une lettre d'un officier de police au professeur Lacassagne, en date d'avril 1899 — est à peu près la même qu'au moment du crime; il est souriant, poli, bon garçon, sans rien de farouche ni de provoquant. Il reconnaît qu'il pleure quelquefois, mais pas de repentir, dit-il, seulement à la pensée de son avenir perdu.

« En résumé, mon impression est que Lucheni est un vaniteux, et que la vanité est le seul mobile de son acte. Il n'était pas dans le besoin, il avait 80 francs sur lui trois jours avant le crime. Il était très impatient de savoir si d'autres anarchistes l'avaient imité et de savoir si les journaux parlent de lui. J'ai enfin remarqué qu'on peut lui faire varier ses réponses suivant que les questions posées le sont dans une forme qui exalte ou non sa vanité. »

Quant à la variabilité d'humeur de Lucheni, à ses accès de colère et d'impulsivité, ils ressortent des incidents mêmes de sa vie.

Déjà à deux reprises, avant notre visite, il s'était livré à des agressions sérieuses, l'une contre M. Perrin, directeur, l'autre contre un gardien. Ainsi que nous le verrons plus loin, il en a commis d'autres par la suite.

Voici sa fiche de punition copiée par nous, au 10 avril 1901 :

« 28 février 1900. — Pour tentative d'assassinat sur la personne de M. Perrin, directeur de l'Évêché, 10 jours de cachot, cellule jusqu'au 30 avril. Travail en cellule depuis le 30 avril pour une durée indéterminée.

« 4 février 1901. — Pour avoir grimpé à une fenêtre de cellule, 1 jour de cachot, 20 jours de cellule.

« 20 février 1901. — Pour refus de travail, actes grossiers, injures et blessures à un gardien, 5 jours de cachot, 60 jours de cellule. »

Les détails de la tentative d'assassinat de Lucheni contre M. Perrin méritent d'être relatés.

Lucheni, et c'est là une particularité de sa nature sur laquelle nous reviendrons plus loin, est un avide de connaître, un assoiffé de lecture. Il lirait jour et nuit et il lit pêle-mêle ce qu'on lui donne ; mais, chose remarquable, l'assimilation se fait et toutes ces acquisitions si disparates, allant d'Homère à Schopenhauer, se classent et se fixent d'elles-mêmes dans son esprit inculte, au point de lui permettre d'évoquer avec une justesse et un à propos surprenants, dans la conversation, les auteurs de toutes les époques et de tous les pays. Or, c'est cette passion de la lecture qui a été le point de départ de son dangereux attentat.

Les détenus de l'Evêché ont en effet droit, lorsqu'ils ne travaillent pas, à deux livres par semaine, à un livre lorsqu'ils travaillent. Lucheni, qui durant les premiers temps de son incarcération ne faisait rien, continua de réclamer deux livres lorsqu'il se mit à s'occuper. Le règlement s'y opposant, on ne lui donna pas satisfaction. Il demanda alors à parler au directeur et fut amené dans le bureau où celui-ci était assis, devant sa table. Lucheni formula sa requête, et comme M. Perrin lui répondait qu'il n'y pouvait faire droit, il insista, disant : « Qu'on me donne deux livres, je vous prie, cela vaut mieux pour

Fig. 2. — Instrument avec lequel Lucheni a voulu frapper M. Perrin. (Grandeur naturelle.)

vous. » Le directeur ne prit d'abord pas garde à cette phrase, mais comme Lucheni, un instant après, la répétait encore, il se retourna et vit le misérable qui, s'étant glissé sans bruit derrière lui, brandissait au-dessus de sa tête, un stylet fait d'une clef de boîte de conserves redressée, finement aiguisée à la pointe et solidement enmanchée avec des lisières à chausson. Il n'eut que le temps de se précipiter et de le désarmer, aidé par les gardiens accourus. Parce qu'on ne lui donnait qu'un livre par semaine au lieu de deux, Lucheni avait failli commettre un nouveau meurtre et tuer un homme vis-à-vis duquel il n'éprouve aucune animosité et n'exprime, au contraire, que des sentiments de déférence et de respect. Il y a là, on en conviendra, une preuve manifeste d'impulsivité.

Cette impulsivité, ces variations d'humeur et de sentiments se révèlent également dans les lettres de Lucheni de cette même époque.

Voici, par exemple, ce qu'il écrivait à M. Perrin le 6 mai 1900, trois mois après avoir tenté de le tuer :

> Monsieur le Directeur,
>
> Je vous remercie beaucoup de m'avoir accordé l'honneur de vous écrire.
> Si durant ma punition je ne l'ai puis obtenir, ne croyé pas que mes sentiments soient changé, la lettre que je voulais vous faire jadis est la même. C'est pour vous dimander *pardon* de tout mon cœur de la mancance commise et pour vous dire que c'est un grand repentir que *j'épreuve*.
> Actuellement, vous avez toutes les rigions pour ne pas me croire, car ma *fausselé* se fait assez connaître pour mériter encore un peu d'estime, mais si, ajourdui votre sentiments ne vous permetrons d'accorder une éticelle de croyance à ma sincérité, reste sûr que se ne serait pas loin le jour qu'il la partageront. Je voudrais vous faire connaître aussi le pourquoi j'ai abbandoné les idée que j'avais en entrant à cette maison.
> Sans doute, vous n'avez pas oblié les jours que j'ai eu l'honeur de reçoir des votres visite, quel sont été mes sentiment que j'ai exprimé pour ma future vie. Je me rappelle très bien d'avoir vous dit (et plusieurs fois) que je serais heureux quand on me meterais au régime Règlementaire, et c'on me donnera quelque *métier*. Cette idée je l'ai tenu 5-o-6 mois, époque que je n'avais eu aucune communication avec les autres détenus ; mais hélas ! ici aussi je devais trouver des langues assez forte pour me convaincre que ce serait mieux pour moi d'abbandoner mon projet.
> A présent je conais qu'ils m'ont complètement trompé ; et je suis penti. Naturellement ma peu d'intelligence me devait faire connaître, comme me l'a fait connaître aujourd'ui que se ne sont pas les détenus que je devais écouter, mais mes supérieurs ; et principalement vous, car vous m'avez donnez des paternel conseil, vous m'avez dit que, ne sachant jamais l'avenir,

serait mieux pour moi d'apprendre quelque métier, et que je trouverais en même temps, la vie plus douce étant en companie des autres. Comme je l'ai dit plus haut, je me trouve très penti d'avoir écouté tel langue; et d'avoir refusé, con *des absurde excuse*, d'apprendre le métier de cordonier, et de ne pas être entrée au régime règlementaire le jour que vous me l'avez proposée. Maintenant, si je ne pouvais obtenir ce que j'ai refusée, si votre conviction est de me voir pericoleux « chose que je suis loin de le croire, mais je suis obligé dir sà, voyant c'on ma souprimée la fourquette, et con m'a donné, un culier en bois » de me doner une occupation avait le besoin des outils, j'espère que si votre plaisir serait de me voir occupé, il ne manquera pas *ce travail* con puisse faire sans ceux-si. Il y à par exemple, les boîtes à bogie, plyer la revue, etc.

N'ayant pas reçu le jornaux que M. l'Abbé Blanchard avait comencé à m'envoier, je suis certes qu'il me serait supprimée; si votre bonté voudras m'accorder à sa place l'abbonement à la Semaine Littéraire, se serait pour moi un grand plaisir; mon plaisir serait aussi d'avoir *tous mes livres* dans ma cellule.

Je vous prie d'accepter mes
plus vifs remerciments

Louis Lucheni,
Très Repenti.

Je trouve inutile de vous faire connaître que n'ayant aucune occupation la vie me doit être assez insoportable, mais je crois que vous ne tarderez pas à me faire donner du travail.

Voici encore une lettre de Lucheni dans laquelle se manifestent d'excellents sentiments. Elle est adressée à une demoiselle X... qui lui avait écrit le 1er janvier 1900.

Évéché le 7 (1) 1900.

Généreuse Mlle X...

Le jour de l'an on m'a remis la lettre et les souvenirs que vous avez eu la bonté de m'envoyer.

De l'envoy, vivement je vous remercie.

Avec plaisir j'ai lu plusieurs fois la lettre; j'ai lu aussi tout le verset du Nouveau Testament trouvés signé all' encre.

Actuellement cette lectures est sans valeur pour moi; mais comme dit Esic (CLVI. V. I), " mon salut ne tardera pas à venir ! etc., etc.

J'espère que ma conscience voudra elle aussi, gagner cette cause. Je vous remercie beaucoup dell' affections que vous m'avez témoignée et de l'honneur que vous m'avez fait en m'accorder votre amitié.

Le jour de Noël, votre neveu X... m'a écrit lui aussi; sa bonté est digne de la vôtre, et tous les deux je vous aime.

Je ne sais pas si vous comprendrez mon français (si tel nom mérite), je vous dirais que c'est le premier que j'ai écrit et que se n'est pas all' école que je l'ai appris, c'est seulement à lire des livres du temps que je suis all' Évêché.

Je suis, avec un profond respect, votre très obligé

Louis Lucheni.

Lucheni ne s'exprime pas toujours de façon aussi aimable. Quand il est de mauvaise humeur, quand surtout il croit être lésé dans ses droits ou avoir à se plaindre de quelqu'un, il change de ton et devient plus ou moins agressif.

Citons, comme exemple, ce qu'il avait écrit sur son ardoise, le 23 mars 1901 :

M. le Directeur,

Etes vous sur que samedi je méritais d'entrer en punition? Non, si vous aviez fait votre devoir, c'est à dire connaitre le pourquoi j'avais refusé de faire cette qualité de boites vous n'auriez pas eu la rapidité que vous avez eue de me faire lever le vin, le lit, bref la punition.

Voici le pourquoi.

Le mois de novembre je n'ai fait *1500*. Est ce que vous savez que on me l'a pas payé? Je n'ai pas voulu faire de réclamation étant que l'argent c'est la dernière des choses qui m'intéresse, ce que je regretterais c'est le travail car je savais qu'il n'avait 25.000 à faire, je pouvais avoir du travail au moins pour 3 ou 4 mois. Outre de n'être pas capable on avait trouvé aussi que je ne pouvais pas tenir un fourneau toujours allumé avec du charbon, un peu pour un motif, un peu pour l'autre on ne m'a plus donné.

L'autre jour en voyant m'apporter le dit travail j'avais à peine commencé à lui rappeler (le gardien) mon incapacité, qu'il ferme la porte en disant que j'avais refusé de travailler. Voilà Mr Directeur la politesse de votre employé et un de ceux qui a une règle dans son chapeau. Sa c'est la paye que je travaille au dimanche et les heures que les autres lisent.

Merci Mr Directeur.

Pour en terminer avec les faits saillants du séjour de Lucheni à la prison de l'Évêché antérieurement à notre visite, nous reproduirons l'article suivant, publié par journal *la Tribuna*, de Rome, le 26 mars 1901.

Genève 25 mars 1901. — Quelques journaux d'Italie ont reçu de Vienne la nouvelle que le journal *la Presse* avait été informé de Genève qu'il était question de faire entrer Lucheni dans une asile d'aliénés. La nouvelle est arrivée à Rome inattendue. Je m'adressai de suite au Directeur du pénitencier, M. Perrin, qui me reçut avec sa courtoisie habituelle. Il me dit : « Lucheni n'est pas malade; c'est toujours le même suggestionné, le même déséquilibré, exalté, tel qu'il était les premiers jours, toujours en proie à l'orgueil le plus effréné. Après avoir tenté de me frapper, il y a un an environ, il fut puni de dix jours de cachot et il fut enlevé du travail commun avec les autres détenus et mis en cellule. Il ne se plaignit jamais, il n'en souffrit pas, si bien qu'il ne fut jamais nécessaire de recourir à l'assistance du médecin, la santé de Lucheni étant excellente. Quelquefois il a des accès de mauvaise humeur comme cela est fréquent chez les prisonniers, ou bien il se plaint parce qu'il voudrait lire livres et journaux. Voilà tout. La nouvelle venue de Vienne est fausse.

3° *Examen de Lucheni.*

L'examen que nous avons fait de Lucheni n'est pas aussi complet que nous l'eussions désiré. Cela tient aux difficultés qu'il y avait à l'effectuer, dans les conditions où nous nous trouvions, vis-à-vis d'un être mobile, fantasque, dont les dispositions risquaient de changer d'un instant à l'autre au cours de notre entretien.

Heureusement, les choses allèrent assez bien. Lucheni, mandé, arriva. Il s'avança, court, trapu, rasé, osseux, prognathe, le sourire aux lèvres, faisant des révérences, et, quatre heures durant, sans demander qui nous étions et d'où nous venions, il causa avec nous.

Un instant seulement, au début, comme il nous voyait prendre d'abondantes notes, ses traits et sa voix changèrent, et il nous dit brusquement : « Pourquoi écrivez-vous tout cela? » — « Vous vous êtes plaint, répondîmes-nous, qu'on ait toujours travesti vos idées et vos paroles. Aujourd'hui il n'en sera pas ainsi. Parlez, nous écrirons fidèlement sous votre dictée. » C'était toucher un de ses points les plus sensibles. Son visage s'éclaira à nouveau et, désormais satisfait, il parla.

Il parla, prolixe, verbeux, imagé, dans son français tout neuf et encore hésitant, aux tournures et à l'accent italien, s'arrêtant parfois pour se faire renseigner et reprendre au sujet d'une locution, visiblement heureux d'exprimer ses pensées, d'être écouté et transcrit. Il parla de tout, de son origine, de son enfance, de ses voyages, de son séjour à l'armée, de ses théories, de ses conceptions politiques et sociales, des circonstances de son crime, dont il mima volontiers l'exécution devant nous, enfin de son séjour en prison : peu préoccupé, nous sembla-t-il, de l'horrible perspective de rester, à vingt-huit ans, enseveli là toute sa vie, tandis qu'il manifestait un regret sincère et presque ému des quelques jours de prison préventive infligés à l'ouvrier qui, sans rien savoir de son but, lui avait fabriqué un manche pour son tiers-point.

Il est un sujet cependant sur lequel Lucheni n'aime pas à être

interrogé : c'est celui de sa santé. Dès qu'une question touchant
de près ou de loin à son état physique ou moral, ou qu'il juge
telle, lui est posée, ses traits se contractent mécontents, et il
réplique d'une voix brève et sèche, qu'il n'a jamais été et n'est
pas malade. Aussi est-ce à grand'peine que nous avons pu
réussir à l'examiner médicalement, à voir de près la conforma-
tion de sa tête, de ses oreilles, de sa voûte palatine, de ses
organes génitaux, à savoir s'il dormait et rêvait, s'il avait des
idées fixes, du délire, des hallucinations, etc. Cette attitude
n'est, du reste, pas particulière à Lucheni, elle existe chez tous
les régicides.

On sait, en effet, et l'un de nous a insisté sur ce point, que
ces fanatiques, convaincus qu'ils ont accompli un grand acte
destiné à les immortaliser, ne redoutent rien tant que d'être
considérés comme des malades et surtout d'être rabaissés au
rang des fous. Là-dessus, ils sont intraitables.

Caserio, pour citer ce seul exemple, n'éclata à l'audience que
pour protester à grands cris de sa pleine raison : « Je suis absolument responsable... Il n'y a jamais eu de fous dans ma
famille... Les Caserio ne sont pas des fous... Je ne suis pas
fou ! », s'exclamait-il. De même, quand Lucheni, après l'inter-
pellation dont nous avons parlé, accepta de nous voir reproduire
notre conversation avec lui, son premier mot fut celui-ci : « Je
veux surtout que vous disiez que je ne suis pas fou. »

Ces réflexions faites, nous allons transcrire fidèlement, dans
l'ordre où elles ont été recueillies, les notes prises par nous
durant notre entretien avec Lucheni ; n'ayant d'autre souci que
celui d'une exactitude absolue et conservant même, autant que
possible, les phrases et les expressions de notre interlocuteur,
placées entre guillemets.

Lucheni est né à Paris le 22 avril 1873.

Lombroso dit qu'il naquit des rapports illégitimes d'une ser-
vante de Parme, maintenant en Amérique, avec son maître,
également Parmesan et encore vivant, un déséquilibré ivrogne,
qui envoya sa maîtresse enceinte à Paris, où elle mit le nouveau-
né aux Enfants-Trouvés jusqu'au moment où il fut envoyé dans
son pays natal. Nous ne savons si les renseignements recueillis

par Lombroso sont exacts. En tout cas, Lucheni n'a jamais eu connaissance de ses parents. Jamais sa mère ne lui a donné signe de vie. Il ne sait même pas si elle est morte ou vivante.

« Les individus qui l'ont pris l'ont pris comme ils auraient pris un cochon à élever. »

Ses premiers souvenirs remontent à l'époque où il était chez Monici. On le menait à l'école enfantine de Parme où il prenait gratis son repas de midi. Lorsqu'il eut huit ans, Monici, qui se sentait vieux, le ramena à l'hospice des Enfants-Trouvés, d'où il l'avait retiré. Il savait lire et écrire. Il était heureux à l'hospice, où il espérait pouvoir bien apprendre, rester jusqu'à douze ans et choisir ensuite un métier. Malheureusement, au bout d'un an, il fut demandé à nouveau par une autre famille, les Nicasi, et placé jusqu'à quatorze ans dans divers endroits.

A quatorze ans, commençant de comprendre ce qu'il était, sans parents, il jura de fuir Nicasi et de ne plus jamais revenir dans le pays.

Il se rendit à Gênes, où il travailla chez des maçons. Déjà, à ce moment, il avait pris l'habitude de lire les journaux du commencement à la fin, mais sans intérêt spécial. Il lisait pour le plaisir de lire, au lieu d'aller au café, car il n'est pas buveur. Son régime de boisson, jusqu'en ces derniers temps, a toujours été le suivant : 3 décilitres de vin à midi, 2 décilitres le soir, une absinthe le dimanche.

On a dit qu'il avait abusé des femmes. Il affirme n'avoir eu aucun rapport sexuel jusqu'à vingt-quatre ans, trois mois environ avant son service militaire. Il ne pouvait pas, ayant un phimosis tel que l'orifice était à peine perceptible. L'opération de la circoncision lui fut faite au régiment par le capitaine-médecin. Comme preuve, il nous montre sa verge qui porte, en effet, des traces manifestes de cette opération. Il n'a eu que quatre fois des relations avec des femmes, deux fois à Lausanne et deux fois à Genève, « le jour avant son crime », notamment.

Mais, il se masturbait, une fois ou deux par semaine. Il n'a jamais eu de rapports antinaturels avec des hommes. « C'est dans la classe élevée que ça se passe. Victor Hugo a raison. Des gens de l'aristocratie lui ont fait des propositions. C'est dans la grande société qu'on commet ces actes, et non chez le peuple, le paysan. L'homme naît bon, c'est la société qui le rend mauvais. »

A dix-sept ans et demi, Lucheni résolut de se rendre à l'étranger, pour gagner davantage qu'en Italie. Il va en Suisse, à Bellinzone (canton du Tessin), où il est employé à faire du gravier pour la ligne du chemin de fer. Il passe ensuite à Airolo, à l'entrée du Gothard, de là dans la Suisse intérieure[1], à Lucerne, puis à *Stanz* (canton d'Unterwald), à Versoix (canton de Genève) et à Zurich. Ce furent là, chez lui, les premières manifestations de ce besoin de se déplacer, de « voir des choses nouvelles » qui l'a dominé depuis et qui a fait de lui, dans toute l'acception du mot, un *itinérant*.

Il apprécie très bien lui-même cette tendance impulsive, disant que, pourvu qu'il se déplaçât, ça allait bien, quelle que fut la façon. S'il avait de l'argent, il prenait le chemin de fer, sinon il allait à pied. Comme exemple, il rappelle qu'ayant un jour, à cette époque, 25 francs en poche, il se dit : « Où pourrais-je bien aller ? » Et il va à Vienne, ce qui lui coûte 24 fr. 30. Il ajoute : « C'est-il pas sot d'arriver à Vienne de Zurich et de n'avoir plus sur soi que 30 centimes ? »

De Vienne, il se rend à pied à Budapest, d'où, n'ayant pas trouvé d'ouvrage, il repart presque aussitôt, toujours à pied. Après 45 jours de marche, en comptant les arrêts et les erreurs de route, il arrive à *Marmaron Liqui* (?) dans le fond de la Hongrie. C'est le plus long voyage qu'il ait fait ainsi.

Il reste six mois en Hongrie, travaillant à une voie en construction et, au bout de ce temps, revient, par chemin de fer, à Budapest.

Là, il se produit une accalmie, un temps d'arrêt dans cette perpétuelle pérégrination. Lucheni réfléchit, regrette son désœuvrement et veut changer d'existence, être stable, devenir un homme. Le meilleur moyen pour cela est de rentrer en Italie et d'y faire son service militaire. Cette décision prise, il se rend chez le consul italien de Fiumes pour lui exposer son désir de régulariser sa situation militaire et d'être rapatrié. Le consul répond que l'Italie fera sans lui. Le lendemain, Lucheni revient, disant : « Envoyez-moi en Italie, au besoin sans secours de route, je veux aller faire mon service. »

[1] La *svizzera interna*, comme on dit au Tessin.

Le résultat fut qu'on le mit en prison pendant quatre jours, puis qu'on l'expulsa de Hongrie, comme n'ayant pas de moyens d'existence. Il se rendit alors à Trieste où il tenta la même démarche auprès du Consul. Cette fois on lui répondit que la frontière n'était pas loin et qu'il pouvait la gagner à pied. En attendant, on l'incarcéra pendant cinq jours, après quoi il fut conduit, les menottes aux mains, en Italie, où on changea « les menottes d'Autriche contre des menottes d'Italie. »

Emprisonné d'abord durant 26 jours à *Udine* (Vénétie) parce qu'il n'avait pas ses papiers de Parme, il est successivement dirigé ensuite, menottes aux mains, sur la prison de Venise et sur celle de Bologne. A Parme, enfin, il recouvre la liberté pour entrer au régiment.

« Voilà, conclut-il, la récompense d'avoir voulu faire volontairement mon service ».

Lucheni a passé trois ans et demi dans l'armée, dont un an à Caserte, deux ans à Naples et six mois à Massaouah, où il arriva quand la guerre venait de finir.

Il dit qu'il était très heureux au régiment, parce que s'il y avait de la sévérité, il y avait aussi de la justice. Plus on est sévère, plus il est satisfait, mais à condition qu'on soit juste. C'est pour cette raison qu'il s'est révolté à l'Évêché où, explique-t-il en longs détails, on lui a inéquitablement appliqué des articles du règlement.

Il n'a fait durant son service militaire que deux punitions : l'une à 5 jours de cellule pour dispute et bataille au sujet d'avoine avec un camarade : la seconde à 10 jours de cellule et à la perte des galons de premier soldat pour avoir rendu service à un officier en prison.

Quelques mois avant sa libération, ayant pris connaissance d'un ordre autorisant les militaires sur le point de terminer leur service à solliciter un emploi du Gouvernement, il fit une demande sur papier timbré, pour être... gardien de prison. N'ayant pas reçu de réponse, il renouvelle sa demande, et comme il n'avait pas d'argent, il se priva de tabac afin d'acheter du papier timbré. Cette seconde démarche n'ayant pas eu plus de succès que la première, il en tenta une troisième, qui eut le même sort. Cela le blessa profondément. Il voulait bien qu'on lui répondît : « Il n'y a pas de place », mais ne pas répondre du tout, c'est trop fort ! « Voilà comment j'ai été récompensé, dit-il, d'avoir voulu, quatre ans auparavant, à Budapest, devenir un homme ! Et si le capitaine ne m'avait pas pris, j'étais dans la rue, sans rien. »

Au sortir du régiment, Lucheni entra, en effet, comme domestique chez l'un de ses anciens officiers, le prince d'Aragon.

Là, il se trouva très bien, mais il n'était pas fait pour ce métier. Il cassait tout. « Pour l'éducation, j'y serais peut-être arrivé, mais pour le reste, pour la propreté surtout, ça n'allait pas. Autre chose est la propreté du soldat et du cheval, et la propreté des cuillères d'or, des bibelots de salon. » Aussi saisit-il le premier prétexte, une permission non accordée, pour quitter sa place.

Il sortit de chez le prince d'Aragon le 1er avril 1898 et s'embarqua par le bateau à vapeur pour Gênes. De Gênes, il se rendit à Menton, de là à Vintimille, puis à pied, n'ayant plus d'argent, à Turin, où il dut passer quelques jours à l'asile de nuit.

De Turin, il gagna la Suisse à pied et s'arrêta d'abord au Grand Saint-Bernard. C'est là que, pour la première fois, il écrivit au-dessous de son nom : « Vive l'Anarchie. » « Révolté de ce qu'on m'avait fait en Italie, je me vengeais ainsi, me comparant à Scipion l'Africain lorsqu'il s'écriait : « Ingrate patrie..... ! »

Il n'est pas du tout impossible, pour qui connaît la nature de Lucheni et l'état d'irritation impulsive où le met l'idée d'une injustice commise à son détriment, que son grief contre le Gouvernement italien ait fortement contribué à l'orienter vers les idées anarchistes. En tout cas, c'est seulement à partir de ce moment que ces idées ont commencé de se manifester chez lui.

On a représenté Lucheni comme déjà anarchiste à l'époque de son service militaire. L'assassin de l'impératrice Elisabeth n'a jamais été, en réalité, qu'un anarchiste accidentel ou d'occasion. En tout cas, bien qu'ayant déjà rencontré des adeptes de l'anarchie sur sa route, parmi ses camarades de métier, ses compagnons d'armes, et jusque, paraît-il, parmi les sous-officiers de l'armée, il était certainement resté étranger à ses doctrines ; sans cela, il eût marqué sa vie de soldat par quelque frasque impulsive plus ou moins retentissante et n'eût pas songé à devenir domestique ou gardien de prison. Nous pouvons rappeler même cet intéressant détail qu'il fit partie, à diverses reprises, de l'escorte d'honneur, soit du roi, soit du prince de Naples, soit du prince de Monténégro, sans avoir eu un seul instant la pensée de les tuer, ce qu'il eût pu faire aisément. Enfin, le certificat du prince d'Aragon est sur ce point très affirmatif : « Lucheni resta un an sous les armes; il était bon soldat, prompt, intelligent, habile et excellent dans tous les exercices de corps, *nullement imbu d'opinions anarchistes.* »

Voici donc Lucheni au Grand Saint-Bernard. Instable, comme toujours, il s'y arrête à peine, va à Martigny, puis à Salvan, où il s'emploie une vingtaine de jours en qualité de maçon. Les journaux de Genève lui apportent là des nouvelles des désordres de Milan, de l'effervescence des ouvriers. Il commence à s'échauffer, à prendre parti, il veut se joindre à ceux qui parlent de se rendre en masse en Italie.

Il arrive à Lausanne dans les premiers jours de mai et y travaille comme manœuvre jusqu'en septembre, passant ses soirées à lire les journaux ou, « pour se divertir, mais sans moquerie », aux réunions de l'Armée du Salut.

Dans le courant du mois de juin, ayant reçu un billet pour assister à la conférence d'un grand anarchiste, il s'y rendit. Les idées qui y furent émises firent grande impression sur cet esprit aigri et prêt à la révolte. Aussi, à dater de ce moment, fréquentat-il journellement cette salle en compagnie d'autres Italiens, y subissant avec une rapidité et une intensité en rapport avec sa nature l'intoxication et l'exaltation du milieu.

Un jour, un orateur s'étant écrié dans son discours : « Pour un sou vous vous faites tuer, pourquoi, de votre côté, ne cherchez-vous pas à tuer les grands? », il pensa que, si un député parlait de la sorte, « c'est qu'il manquait quelqu'un pour être le premier ». Quelques semaines après, un autre député, faisant allusion aux ouvriers parqueteurs de Lausanne, alors en grève, clamait à son tour : « Au lieu de donner des subsides à vos camarades, allez prendre de la dynamite ! » Lucheni se dit alors : « C'est l'heure de commencer. Je prendrai une arme et je ferai mon crime. Je frapperai n'importe lequel, qu'il sorte d'Italie, d'Amérique ou d'ailleurs, pourvu que je sache que c'est un *fai-néant*, c'est-à-dire un individu occupant un emploi sans l'exercer, un de ceux qui sont gouvernants et qui ne gouvernent pas. Il y a besoin que quelqu'un commence, ce sera moi. »

— Pourquoi vous ? demandons-nous à Lucheni.

— « Parce que, répond-il, l'injustice m'avait frappé plus que les autres. »

C'est en juillet que cette idée de magnicide vint à Lucheni. Il l'accepta d'emblée, sans la repousser ni la discuter, la laissant s'accroître et se renforcer de plus en plus en son esprit jusqu'à l'exécution. Il pensait constamment à cela, à la vengeance, mais sans faire de choix, attendant tout de l'occasion, se disant chaque soir : « Quel sera ce roi qui viendra? » acceptant par avance la mort comme conséquence de son acte.

Il ne sait pas si son projet, ainsi devenu une sorte d'idée fixe, a retenti jusque dans son sommeil, s'il en a rêvé. Cela se peut, car il a beaucoup de rêves : ce sont des voyages, des animaux, des choses qu'il veut fuir et qu'il ne peut fuir, des poésies qu'il compose. Mais il ne se souvient pas toujours, le lendemain, de ses rêves de la nuit.

A la fin du mois d'août, Lucheni était tout à fait décidé à accomplir son acte. Etant allé à Vevey, il voulut acheter un poignard. Mais on lui en demanda neuf ou dix francs, et il n'avait que sept francs. Revenu à Lausanne, où il se trouvait « en assurance pour blessure du travail à l'index droit », il rencontra un marchand de fer, limes, etc. « Voilà, se dit-il ». Et il acheta, pour quatre sous, une de ces limes, qu'il fit emmancher par un camarade, le menuisier Martinelli, prenant la précaution, pour ne pas le compromettre, d'endommager le manche. Lucheni s'interrompt pour répéter que Martinelli ne savait rien et il ajoute qu'il regrette davantage l'emprisonnement de deux mois de cet homme, dont il fut cause, que sa condamnation à perpétuité.

Son assurance finie, il reprit son travail à la Nouvelle Poste. Il lisait beaucoup les journaux les plus avancés : *l'Agitatore, la Question Sociale de Paterson, le Père Peinard, le Libertaire, l'Egalité*, etc.

Ayant lu un jour dans *le Genevois* que le prince Henri d'Orléans était à Genève, à l'Hôtel de Paris, il se rendit dans cette ville, pour le frapper. « C'était le lundi matin avant le samedi de mon crime ». Là, il voit dans les journaux que le prince n'est plus à Genève, qu'il est à Sion et qu'il doit rentrer le lendemain soir par la voie du lac. Il se poste alors devant le débarcadère du bateau et y reste tout le jour. Le prince n'étant pas rentré, Lucheni prit le mercredi matin le bateau pour Evian avec l'espoir de l'y trouver. Dès l'arrivée, il consulta les journaux de la localité. Il y lut le nom « d'aristocrates, de cardinaux qui prêchent la pauvreté et qui vont à Evian », mais pas celui d'Henri d'Orléans. Le soir il se rendit au Casino et le lendemain matin, jeudi, il revint à Genève, ville de choix pour rencontrer « quelque roi, quelque grosse tête ». Malheureusement, dit-il, « la *Gazette des Etrangers* n'annonçait pas de monarque ; il y avait des aristo-crates, mais pas de grand personnage digne de mériter mon coup ».

Il resta ainsi le jeudi et le vendredi à Genève, cherchant du travail et attendant toujours. Le vendredi soir ou le samedi matin, il ne sait plus au juste, il lut dans le *Journal de Genève* que l'Impératrice d'Autriche, de passage, était descendue à l'hôtel Reau-Rivage. De suite, il se dit : « Demain, je ne serai plus un homme ». Et dès le matin, il prit position, aux environs de l'hôtel Beau-Rivage, quai du Mont-Blanc, et resta là, sauf le moment où il alla déjeûner à la soupe populaire, les yeux toujours fixés sur la porte de l'hôtel.

Vers une heure et demie, il vit un valet de chambre portant des habits de femme de luxe. Cela le mit en éveil. « Alors, pour ne pas manquer, il se plaça devant l'hôtel de la Paix, pen-sant : « Si c'est elle, elle prendra le même chemin que le valet ». Bientôt après, deux femmes s'avancèrent, marchant ensemble d'un pas assez ferme. Il reconnut l'impératrice, qu'il connaissait par ses portraits et peut-être aussi pour l'avoir vue à Budapest. Alors, il se porta vers elle d'un pas rapide et, tout en se disant : « Voilà, Société, ce que tu fais de tes enfants, adieu Mont Blanc ! », il leva le bras et frappa, sans regarder. « Il a frappé juste, le coup est allé juste. » Cela fait, il courut pour jeter la lime, non pour se sauver. Voyant qu'il était saisi par des prolé-taires, il s'est arrêté, n'a fait aucune résistance, prononçant simplement un mot : « Merci. »

Presque aussitôt après, il a éprouvé du regret. Il en éprouve encore de temps à autre, notamment quand il est bien traité, comme il l'a été à Saint-Antoine et, parfois, à l'Evêché. Homère a dit : « Avec la douceur et la modération, on fait plus qu'avec la dureté ». Helvétius a dit aussi : « Les conseils durs ne font pas d'effet et sont toujours repoussés, comme le marteau par l'enclume ». A ces moments, l'idée lui vient qu'il n'est sans doute pas un homme comme les autres, qu'il est peut-être un délinquant. Il se demande même, par instants, comment il a fait et si c'est bien lui, car en exécutant le simulacre du meurtre, il se sent froid. « Ainsi, ajoute-t-il après avoir sur notre demande mimé la scène devant nous, vous voyez, ma main tremble et je n'ai frappé qu'une paillasse, tandis que je n'ai pas eu peur pour un humain. »

Mais ces regrets, si ce sont bien des regrets, ne durent pas chez Lucheni et sa fierté reprend bien vite le dessus. « J'avais, dit-il, commencé de me repentir, mais en voyant que le monde est si mauvais *(homo homini lupus)*, je considère comme coupables tous les hommes, non seulement les aristocrates, mais aussi la classe populaire. » Et il ajoute : « C'est mon devoir que j'ai voulu accomplir dans la société. Ce n'est pas mon nom que je voulais voir dans les journaux, c'est mon crime. Je ne suis pas un délinquant et je proteste contre la théorie du *delinquente nato* de Lombroso. Si elle était vraie, je n'aurais pas attendu, pour tuer, le 10 septembre 1898. Je ne suis pas davantage un fou. J'ai été fou en donnant ma vie pour aboutir à passer mon existence dans une prison, mais non en accomplissant mon acte. Je savais ce que je faisais. En ce qui concerne le Directeur de la prison, il en est de même. J'avais un outil, je le lui ai tendu de la main gauche, en lui disant, comme Voltaire : « Dans ce monde on ne réussit qu'avec ceci (au lieu de : « avec l'épée »), parce qu'on me refusait ce que j'aime le plus au monde : des livres ».

Lucheni nous déclare n'avoir jamais été anarchiste au sens propre du mot et il n'est pas d'accord avec Malatesta. « Les théories anarchistes serviront au relèvement, en augmentant le bien-être dans la vie » mais il comprend, en ce qui le concerne, qu'il faut une direction, une direction réelle.

« L'ordre ne peut régner sans maître, dans une famille de huit personnes; à plus forte raison dans des familles de millions d'individus. » Il admet donc la nécessité de maîtres, mais de maîtres s'occupant du peuple et ne s'en remettant pas à leurs subordonnés.

A diverses reprises, dans le cours de notre entretien, Lucheni se sépare ainsi des anarchistes, notamment dans la phrase suivante : « On dit que les anarchistes n'ont pas de lois, moi je ne suis pas un anarchiste. »

En ce qui concerne la religion, Lucheni nous déclare n'en avoir aucune et ce sujet lui sert encore de matière à érudition, à citations d'auteurs : « Si j'étais né en Europe, je devrais prier Jésus-Christ, en Chine Confucius, en Turquie Mahomet. Je ne crois pas à un Dieu. Comme dit Schophenhauer, « s'il y a un Dieu, je ne voudrais pas être celui-là. »

Il se complaît cependant à la lecture de la Bible, qu'il trouve très intéressante et qu'il cite dans sa conversation avec tous les détails de la référence, comme lorsqu'il nous dit, par exemple : « *Fuore di me*, vous ne pouvez rien faire (Saint-Jean, chap. VII). »

C'est que, à son insu peut-être, Lucheni a un fond d'esprit mystique. N'oublions pas qu'il a servi la messe jusqu'à l'âge de treize ans et que régulièrement il a fréquenté l'église jusqu'à quinze ans et communié jusqu'à dix-sept ans. N'oublions pas que plus tard à Lausanne, trois mois avant son crime, il assistait aux réunions religieuses de la salle Valentin toutes les fois que les lectures étaient faites en français et en italien, ne manquant qu'aux conférences faites en allemand, langue qu'il ne comprend pas. N'oublions pas enfin qu'à cette même époque, il suivait les réunions de l'Armée du Salut et achetait le journal de l'Armée, *le Cri de Guerre*, une fois par semaine. Cela lui faisait quatre réunions religieuses hebdomadaires pendant le mois de juin 1898 (Renseignements de police, avril 1899).

Même à l'heure actuelle il essaie, comme l'ont fait antérieurement bien d'autres régicides, d'associer la divinité à son acte. Il nous dit, en effet, sous forme de dilemne : « La question est là : ou Dieu est avec moi, ou il n'existe pas ». Mais il ne se prononce pas sur ce point. Cela ressemble singulièrement au fait de Guiteau, tellement convaincu qu'il avait agi, en tuant le président Garfield, sous l'influence d'une inspiration céleste, qu'il attribuait son acte à Dieu et posait le problème en ces termes : « Toute

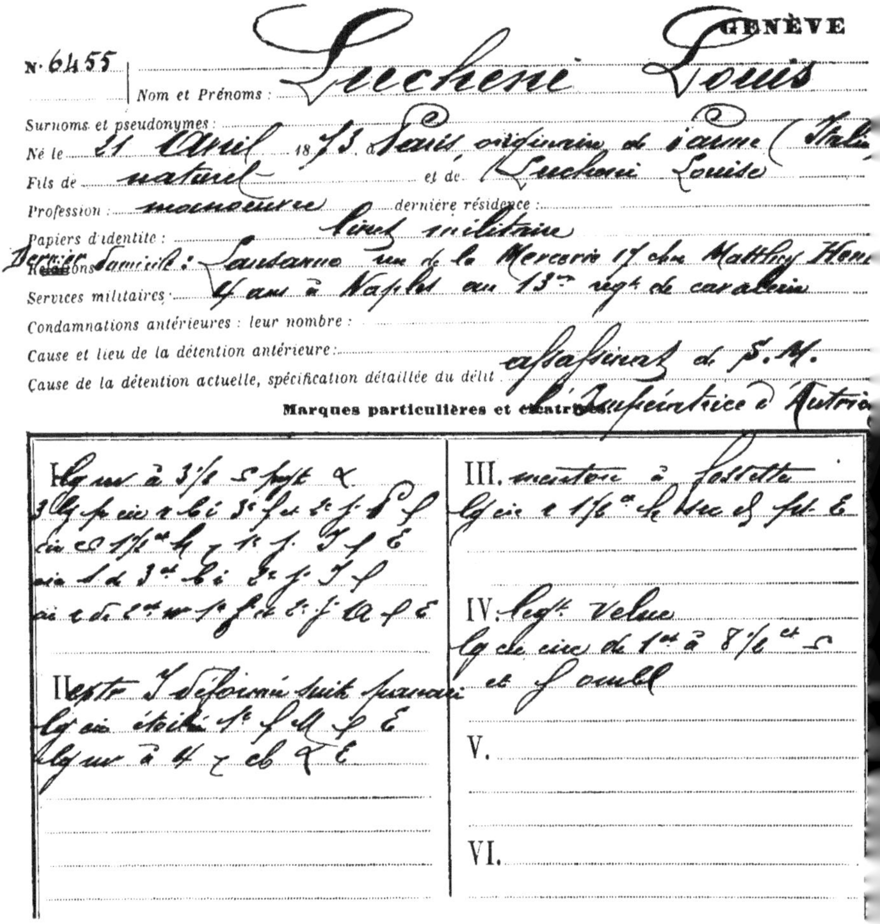

GENÈVE

N° 6455 | Nom et Prénoms : Luccheni Louis

Surnoms et pseudonymes :

Né le 21 Avril 1873 à Paris, originaire de Parme (Italie)

Fils de naturel et de Luccheni Louise

Profession : manœuvre dernière résidence :

Papiers d'identité : Livret militaire

Dernier domicile : Lausanne rue de la Mercerie 17 chez Matthey Henri

Services militaires : 4 ans à Naples au 13e regt de cavalerie

Condamnations antérieures : leur nombre :

Cause et lieu de la détention antérieure :

Cause de la détention actuelle, spécification détaillée du délit : assassinat de S. M. l'Impératrice d'Autriche

Marques particulières et cicatrices.

I. [illegible]

II. [illegible]

III. menton à fossette [illegible]

IV. [illegible] velue [illegible]

V.

VI.

FIG. 3. — Fiche anthropométrique de Lucheni.

la question est de savoir qui a tiré le coup. Est-ce la divinité? Est-ce moi? »

Ainsi que nous avons déjà eu occasion de l'indiquer et de le

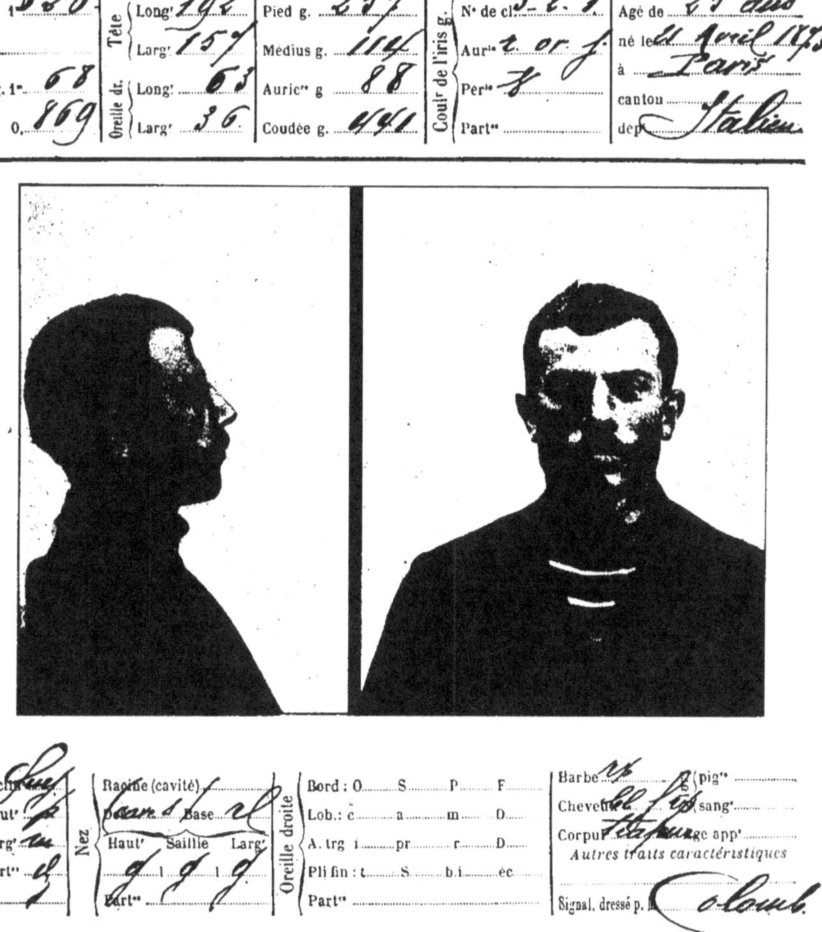

Fig. 4. — Fiche anthropométrique et Photographie de Lucheni.

montrer à diverses reprises, Lucheni est passionné pour la
lecture et, depuis son entrée à l'Évêché, il a bourré sa tête de

toutes sortes de livres et d'auteurs, de toutes les époques et de tous les genres, qu'il se complait à citer. Ses citations, bien qu'excessives, sont généralement faites avec assez d'exactitude et d'à propos.

Tel est le récit de notre entretien avec Lucheni. Avant de le quitter, nous complétâmes de notre mieux son examen physique et mental.

Lucheni n'a jamais été malade. Jamais il n'a éprouvé de maux de tête, de vertiges, de convulsions, de crises de nerfs.

Son crâne est brachycéphale. Ses cheveux peu abondants. Ses oreilles sont détachées, écartées, déplissées, principalement celle du côté droit. L'oreille et l'œil gauches sont congestionnés ; il existe, au moment de notre examen, des stries sanguines très apparentes sur la conjonctive oculaire de ce côté.

Les zygomes sont saillants. Le maxillaire inférieur est très marqué et le prognathisme très apparent. Les dents sont normales. La voûte palatine n'est pas ogivale.

Le cou est large, les jugulaires gonflées, développées, surtout à gauche.

Les organes génitaux n'offrent rien de particulier, hormis le phimosis, aujourd'hui opéré, dont nous avons parlé.

La taille est petite, mais bien proportionnée ; les membres forts et vigoureux.

Lucheni n'a ni idées délirantes proprement dites, ni hallucinations, diurnes ou oniriques, ni même des obsessions. Mais c'est, nous l'avons dit, un instable et un impulsif. Il s'anime en parlant. Et lorsque la conversation l'intéresse et le passionne, il devient rouge et tremble de façon très marquée. Cela lui arrive notamment quand il rappelle l'histoire de sa demande d'emploi au gouvernement italien. « En racontant ce fait, dit la note de police d'avril 1899 citée plus haut, lui, si calme et toujours souriant, s'excite et paraît exaspéré par ce seul souvenir. »

Cela vient de ce que Lucheni voit là une injustice et que rien, nous l'avons dit, ne le révolte tant que l'idée d'injustice. Lui-même a conscience de cette particularité dominante de sa nature. Son grand défaut, nous dit-il, c'est qu'il a, poussés à un point extrême, le mépris, la haine de l'injustice. « Je ne suis pas irritable. Si je reconnais avoir manqué, je demande pardon ; mais, si je crois avoir raison, je mourrais cinquante fois avant de me soumettre. » Il ajoute que, dans ces cas, et lorsqu'il a une pensée forte, le sang lui monte à la tête, il éprouve un choc à la nuque, comme un coup de râpe.

En dehors de ces moments d'animation qui vont facilement jusqu'à l'exaspération et jusqu'à l'impulsion, Lucheni est calme, souriant, aimable et gai, malgré la perspective de son ensevelissement indéfini.

Aussi, jamais n'a-t-il pensé à abréger ses jours. « On craint ici que je ne me suicide, dit-il, et on ne me donne pas de fourchette ni de cuillère, Mais je ne songe pas à cela. La vie est brève, *fugit irreparabile tempus.* »

Avant de quitter Lucheni, à l'issue de cette très longue séance, nous lui demandons d'écrire, signer et dater quelques lignes, ce qu'il fait aussitôt très volontiers. Voici la reproduction de cet intéressant autographe, exprimant naturellement une de ses idées sociales les plus chères.

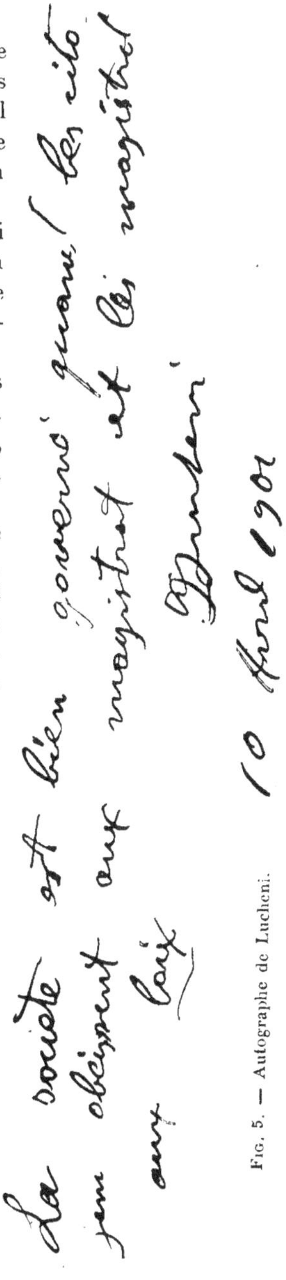
La société est bien gouvernée quand les cito
yens obéissent aux magistrat et les magistrat
aux loix
Lucheni
10 Avril 1901

Fig. 5. — Autographe de Lucheni.

III. — Lucheni de 1901 à 1907.

Nous avons dit que depuis la visite que nous lui fîmes, en 1901, Lucheni s'était de nouveau livré à des actes de violence contre son entourage. Voici dans quelles circonstances :

Le 23 mai 1902, une fouille faite dans sa cellule permit de découvrir des billets de sa main et de la main d'autres détenus entretenant avec lui une correspondance clandestine. Il fut puni pour ce fait et mis en cellule. Quelques jours plus tard, le 1er juin, un gardien entendit un bruit de voix provenant du corridor des cellules.

Il prêta l'oreille et acquit bientôt la preuve que Lucheni parlait avec un autre prisonnier d'une cellule à l'autre, en se servant du couloir comme porte-voix. On punit Lucheni du cachot. Mais comme il refusait de s'y rendre, on dut le porter ou plutôt le pousser parce qu'il ne voulait pas marcher. Il se plaignit alors d'être tenu et promit d'aller si on le lâchait. On consentit à faire droit à sa demande. Mais, aussitôt qu'il eût les bras libres, il se précipita comme un fauve sur un des gardiens et lui laboura le visage avec ses ongles, tout en lui donnant des coups de pied.

Une autre fois, le 22 juin de la même année, il réclama sa paillasse, qu'on lui enlevait pendant le jour. On lui promit de la lui apporter, mais à peine les gardiens étaient-ils sortis de la cellule, qu'il se mit à pousser des hurlements et à faire un bruit infernal. Le gardien rentra dans la cellule pour le faire tenir tranquille, mais Lucheni lui sauta à la figure et l'égratigna avec fureur.

Dès lors, le condamné redevint calme. On lui rendit le travail, mais en le laissant seul, séparé des autres.

Depuis 1902, on n'a plus constaté chez lui d'impulsions dangereuses, si bien qu'il n'a pas été nécessaire de lui infliger de nouvelles punitions. Il se conduit très bien et travaille régulièrement, consacrant tout son pécule à l'achat de livres. Il se nourrit principalement de Voltaire et de Montesquieu.

A diverses reprises, la presse quotidienne a cependant répandu le bruit que Lucheni s'était évadé, qu'il avait tué un de ses gardiens, et surtout qu'il était devenu fou et avait été interné.

Voici, à titre d'exemple, quelques extraits de journaux, datant de dix-huit mois.

Un nouveau crime de Lucheni. — Genève, 17 décembre 1905 (par téléphone de Londres). Lucheni, l'assassin de l'impératrice d'Autriche, actuellement interné à Genève, vient de tuer son gardien.

Depuis quelque temps, Lucheni donnait des marques de nervosité et se plaignait de manquer de sommeil. Aujourd'hui, au moment où son gardien pénétrait dans sa cellule, Lucheni se jeta sur lui et l'étrangla.

Il chercha ensuite à s'échapper, mais fut arrêté par un autre gardien, qu'il tenta également d'étrangler.

Des gens du personnel de la prison arrivèrent à temps, heureusement, et parvinrent à maîtriser Lucheni.

Ce dernier a été réintégré dans sa cellule, où désormais il sera enchaîné au mur (Dalziel). (*L'Eclair.*)

La folie de Lucheni. — Genève, 17 décembre. Lucheni, l'anarchiste qu
a assassiné l'impératrice Elisabeth d'Autriche, fait de nouveau parler de
lui. Il a des accès de folie furieuse qui le rendent dangereux pour son entourage, et comme certains aliénés, il a des ruses pour tromper la vigilance
de ses gardiens.

Pendant plusieurs jours, il a simulé une maladie. Hier soir, le gardien,
entrant dans sa cellule, le trouvait gisant sur le sol et en apparence sans
connaissance.

Il se pencha sur le prisonnier, mais à l'instant, celui-ci le saisit au cou
et le renversa. Lucheni s'élança vers la porte laissée ouverte, mais il se
heurta contre un second gardien qui passait. Une lutte terrible s'engagea.

Le bruit attira plusieurs employés de la prison et on finit par ligotter le
forcené. On lui a mis des fers qu'on a attachés au mur de la cellule.

(Le Télégramme.)

La plupart des journaux reproduisirent cette sensationnelle
nouvelle, chacun avec des variantes. En réalité, elle était fausse
de tous points, comme nous l'apprîmes de la bouche même de
M. Perrin et comme l'indiquait en ces termes la *Tribune de
Genève*, dans son numéro du 18 décembre 1905 :

Fausse nouvelle. — Le bruit avait couru la semaine dernière que Lucheni
venait d'être subitement frappé d'aliénation mentale à la prison de l'Evêché; il y eut même un échange de communications quasi-comique entre
M. Jornot, directeur de la police centrale, et M. Perrin, directeur de la
prison de l'Evêché.

Hier, dimanche matin, on annonçait, en Suisse et à l'étranger, que
Lucheni s'était évadé, et les télégrammes d'arriver chez les correspondants,
demandant des détails.

Il n'y avait pas un mot de vrai dans ces histoires. Lucheni se trouvait
hier très tranquille dans sa cellule. Il a fait le matin sa promenade habituelle et, comme c'était jour de repos, a consacré sa journée à la lecture.

On le voit, malgré l'imagination des reporters, la vie de
Lucheni à la prison de l'Evêché s'est écoulée calme et paisible
depuis 1902, entre son travail et ses livres.

Nous avons cependant un incident fort curieux et fort intéressant à relater à son sujet. Le voici :

« Le vendredi 25 août 1905, à 11 heures du matin, le détenu
Lucheni a demandé à parler au Directeur de la Prison.

« Conduit au bureau, il a exhibé le n° 1156 du journal *les
Annales politiques et littéraires*, daté du dimanche 20 août 1905,
et montré au Directeur un article classé sous le titre de « Notes
de la Semaine » et intitulé : « Le goût du sang ».

« Cet article avait indigné Lucheni, c'est pourquoi il sollicitait l'autorisation de pouvoir écrire aux *Annales politiques et littéraires,* afin de protester contre sa fausseté.

« En réponse à la demande de Lucheni, le directeur lui a fait savoir qu'il n'était pas permis aux détenus d'entrer en correspondance avec les journaux. Sur ce, Lucheni a demandé que l'article fût découpé et collé sur une feuille de papier sur laquelle il formulerait sa protestation. » (Copie du dossier de la prison.)

Ayant eu connaissance du fait, l'un de nous demanda audience à M. Odier, conseiller d'État, chargé du département de justice et police en remplacement de M. Didier, décédé, et obtint de lui l'autorisation de prendre copie de la lettre écrite par Lucheni en réponse à l'article des *Annales politiques et littéraires.* M. Odier ayant estimé toutefois que l'écrit de Lucheni ne pouvait être publié *in extenso,* nous lui offrîmes de lui soumettre les *extraits* que nous jugerions utile d'introduire dans notre étude du régicide. Ainsi fut fait.

On nous permettra de remercier hautement M. Odier pour la bienveillance accordée par lui, à l'exemple de son prédécesseur, M. Didier, à de simples chercheurs de vérité et nous ne résistons pas au plaisir de reproduire la lettre, de note si large et si juste, qu'il a bien voulu nous écrire à cette occasion :

Monsieur le Docteur,

Je vous renvoie la copie du manuscrit de Lucheni et la lettre de M. Régis. J'approuve tout à fait les coupures pratiquées par ce dernier. Elles nécessiteront peut-être des raccords ou des notes explicatives. J'ai indiqué un raccord et suggéré une note. Vous verrez ce qu'il conviendra de faire. Dans ces conditions, je ne vois pas d'inconvénient à la publicité spéciale, dans les milieux scientifiques, donnée au factum de notre détenu. Il est dommage qu'il n'ait pas développé davantage le passage relatif à ceux qui comme lui avaient enfourché la Rossinante, mais ont commis la lâcheté de s'en retourner; lui n'a pas voulu commettre cette lâcheté et il reconnaît que ce fut la source de son malheur. Il semble qu'il n'en est plus à la période de glorification de son crime, tout au plus se glorifie-t-il de n'avoir pas eu la lâcheté de beaucoup d'autres.

Quoi qu'il en soit, si des personnes de science comme vous et M. Régis, estimez qu'il soit intéressant de connaître ce curieux épisode, je ne veux point y mettre obstacle, quoiqu'en thèse générale, je ne sois pas partisan de la publicité donnée aux faits et gestes des criminels, chez lesquels il y a souvent une tendance au cabotinage qu'il ne faut point encourager.

Veuillez agréer, etc.

Genève, le 5 mars 1906.

Signé : Odier.

Voici les extraits de l'écrit de Lucheni, auquel nous laissons la disposition et la physionomie graphiques qu'il lui a données lui-même, nous bornant à remplacer par des lignes de points les courts passages un peu trop vifs que nous avons dû supprimer.

. . . .

. . . . . . [1] Mais ne la paieraient-ils pas davantage au prix d'un plus atroce supplice, si on leur infligeait, comme cela se pratique chez certains peuples, un isolement sans rémission, une captivité éternelle?

Voici quelques années, je traversais Genève, je visitais la prison; j'obtins la faveur de glisser un œil curieux dans le cachot où moisissait Lucheni, le meurtrier de l'impératrice d'Autriche. Je sens encore le frisson d'horreur qui me parcourut les os, à la vue du misérable; il ne se savait pas regardé, il tournait comme une hyène en cage et il savait qu'aucune puissance divine et terrestre ne le pourrait tirer de ce lieu et qu'il n'en sortirait que les pieds devant, pour aller au cimetière; il n'avait même pas « l'espoir », ce sourire éventuel de la fortune, le seul qui console l'humanité et l'aide à soutenir le pesant fardeau de la vie... Vous représentez-vous les semaines succédant aux semaines, les mois aux mois, les années aux années, et ce captif n'ayant d'autre horizon que les murs de sa geôle, s'y cognant le front, ou bien, frappé de stupeur, les contemplant d'un air morne, glissant peu à peu dans l'abrutissement, dans la folie. Qu'est-ce que la rapide secousse de la guillotine, comparée à cette lente torture !

[2] Genève (Évêché) le 30 (VIII) 05.

> On ne doit pas juger un homme sur ses actions d'une heure, comme on ne peut juger le climat d'un pays sur sa température d'un jour.
>
> Petit-Senn.

A Monsieur le Directeur
des Annales Politiques et Littéraires.

Monsieur :

Jamais, n'est-ce pas? Vous auriez pu prévoir que j'eusse, et ce depuis 5 ans, fait partie de vos nombreux abonnés.

Il y a là, j'en conviens, de quoi vous étonner. Toutefois, que votre étonnement ne soit pas si vif, car enfin, il ne faudrait pas oublier qu'ici, heureusement on n'est pas au delà des Atlas, ni au delà des Pyrénées, ni au delà du... JURA, non, mais en deçà; c'est-à-dire dans l'unique pays où l'on est persuadé qn'il ne suffit pas de chanter, sur tous les tons, ces bonnes choses qui composent la VERTU, ni d'y faire, dans toutes les essences, de BEAUX MONUMENTS, non, mais qu'il faut, et c'est le plus important, les mettre en œuvre, ces bonnes choses. C'est précisément ce

---

[1] Copie de l'article des *Annales*, collé ainsi en tête de l'écrit de Lucheni.
[2] Réponse de Lucheni à l'article ci-dessus.

que l'on fait ici, et cela sans bruit, en écoutant simplement la voix de la conscience.

D'ailleurs, ce n'est pas de cela qu'il s'agit ici, au moins en ce moment.

Monsieur! comme j'ai pu m'en convaincre, la magnifique Revue que vous dirigez a pour but non seulement d'offrir à ses lecteurs de la littérature exquise, mais surtout de leur présenter la fleur de la morale que vos distingués collaborateurs, Bonhomme Chrysale et Georges d'Esparbès, savent si bien tirer, grâce à leur ... SAGESSE, des événements actuels. Cependant, il faut avouer que la morale de ces deux philosophes (?) n'est pas toujours sans reproches.

. . . .

. . . .

Mais ce n'est pas encore de cela qu'il s'agit ici.

Voici, Monsieur, ce qui m'a provoqué à sortir de mon..... tombeau.

Dans cet article, M. Chrysale a osé « relisez, s. v. p., le morceau d'imprimé ci-joint » calomnier ce bon peuple Suisse, en traitant, ni plus ni moins de BARBARE, comme s'il eût à décrire, par exemple, SON (???) Maroc. C'est donc un gros CANARD qu'il a présenté à vos lecteurs.

La preuve? Dites-vous.

La voici, Monsieur, et remarquez qu'elle est dite par celui que, seul, on peut sincèrement croire. Depuis mon entrée à l'Evêché, il y a toujours eu entre mon régime et celui des autres prisonniers quelques différences. Différences qui, en les comptant, donnent pour total le chiffre *2* :

1° Je vais à la promenade *seul;* 2° je travaille dans un atelier *seul.* Est-ce le règlement qui m'y oblige? Non, c'est MOI que ai toujours « car, combien de fois en n'ai-je pas reçu l'autorisation, pas seulement dans ce siècle, mais aussi dans celui qui m'a vu entrer » REFUSÉ soit d'aller à la promenade, soit d'aller à l'atelier travailler avec les autres détenus.

Quant au CACHOT ou MOISSIT Lucheni, je ne doute pas que ce doit-être en rêvant. . . . .

. . . . . . (qu'il a cru l'avoir vu[1]). Ici, il faut reconnaître que ce n'est pas un grand erreur qu'il a commis, puisqu'il n'a fait que se tromper... de pays, et qu'il a placé ici ce qu'il a vu là.

Sachez donc, Monsieur, que je suis dans une cellule et, ce qui est mieux encore, dans une cellule PEINTE à L'HUILE, c'est-à-dire pareille aux chambres que votre gouvernement accorde à ses fonctionnaires au-dessus des sous-préfets; et que cette cellule n'est point situé SOUS TERRE, non, mais là HAUT, au deuxième étage, que j'y vois le soleil, pas seulement à son lever, mais aussi à son coucher.

Vous dites, Monsieur, que vous avez quelques demandes à me faire? Demandez seulement, je suis généreux, moi, je vous répondrai volontier. Voyons, qu'est-ce que vous désirez : connaître mon mobilier? A vouloir dire vrai, j'ai peur que, en le disant, de faire rougir 30.000.000 de Français. Mais ce n'est pas pour si peu que je veux me taire. Je vais donc faire un petit tour, comme un hyène dans sa CAGE, simplement pour vous contenter.

A gauche, en entrant, voici le lit digne pas seulement d'un rustique tel que moi, non, mais d'un Sybarite : voici la lumière et la sonnerie électrique pareille à celles de l'Hôtel du Trocadero; un miroir, marque : Saint-

____

[1] Mots remplaçant les lignes du manuscrit supprimées.

Gobain, au moins qu'elle ne soit une contrefaçon. Voici un porte-manteaux à *6* branches, ce qui signifie, ce me semble, qu'on me donne de quoi l'occuper. Je m'ôte, en ce moment mon bonnet; car me voici arrivé devant mon... sanctuaire, c'est-à-dire à une étagère à trois étages; bien garnis, non pas d'araignées et cafard — non — sauf quelques balourdes mouches, les insectes sont totalement inconnus ici dans cette prison — mais par des livres; des livres, non pas ordinaires, comme l'extérieur de ma personne pourrait vous le faire croire, mais de ceux qu'on appelle *classique*. Vous me demandez leurs titres? Il me semble, Monsieur, que vous êtes un peu trop curieux, néanmoins, je vais vous satisfaire. — Les voici : 1er étage, Montesquieu *au complet;* de J.-J. Rousseau il n'y manque pas grand chose; le 3e étage ploye sous le poids des historiens romains, je prévient sa rupture en le soutenant avec du Montaigne et du Pascal qui se trouvent au 2e, c'est à cet étage que se trouvent mes nombreux livres et cahiers d'école où j'ai le plaisir (sous les ordres d'un professeur très consciencieux) d'apprendre le français, puis également l'allemand. Dante, que je connais à mémoire, je l'ai relégué sous le lit. — En outre... mais je crois que cela suffira, n'est-ce pas? Pour vous convaincre que les BARBARES genevois font subir à leurs prisonniers des tortures atroces.

La nourriture .....? Croyez-moi, si vous voulez, mais je dois déclarer que je n'ai jamais mangé si bien et à tout ma faim, que depuis que je suis dans la prison de ce *pays barbare.* Je trouve inutile de décrire le menu de n'importe quel jours de la semaine par la raison qu'il resterait pour vous incroyable; en effet, si je parlasse, par exemple, de CAFÉ AU LAIT, du CHOCOLAT, est-ce que vous ne diriez pas si c'est en rêve que je vois ses choses? Laisson donc la nourriture et passon au vestiaire. Le croiriez-vous, Monsieur, qu'il m'a fallu au moins *6* mois pour m'abituer à me mettre le chaussette et d'avoir soin de les changer tous les *3* jours comme le règlement m'oblige, par la simple raison que Lucheni n'avait jamais porté de chaussette?

Je ne puis pas dire la même chose pour les caleçon, puisque durant mon service de soldat, je les ai porté, sans quoi ce serait été ici la 1re fois que, comme avec chaussette, je les aurais endossé; mouchoirs, deux par semaine, bonnet de nuit (comme un rentier), cravates, chose inconnu, pour moi, quand j'étais *homme,* mais que depuis ma métamorphose en HYÈNE, je la porte, etc., etc.

Tout cela est dit pour dévoiler mon présent, qu'on vous a décrit si noir. En quand a mon avenir je veux bien admettre qu'il soit comme la prophétise M. le MORALISATEUR des Annales. Mais oserait-il pour cela n'accuser que les lois du canton de Genève? Est-ce que tout son savoir n'arrive pas à lui faire voir quelques choses d'autres? Par exemple que ici. . . . . .

. . . .
. . . .
. . . .
. . . .
. . . .

Je ne veux rien dire sur ce que vous avez dit sur l'*Espoir,* car vouloir discuter là-dessus ce serait ajouter des offenses aux offenses que vous avez adressées à la Nature.

Et tout cela, pourquoi? Pourquoi! Mais, Monsieur, c'est de longtemps que vous le savez, et, puisque vous voulez que je vous le dise, le voici :

Parce que je n'ai pas eu la *lâcheté* d'imiter un grand nombre de personnes qui, aujourd'hui, se pavanent avec des croix de Commandeur. Eux aussi, ces HONORÉS, avaient, jadis, chevauché la ROSINANTE, mais après lui avoir fait parcourir un peu de chemin, ils se sont empressé « est-ce parce que leurs besaces se trouvaient assez GONFLÉES? » de s'en retourner. Moi, cette lâcheté, je n'ai pas voulu la commettre : c'est là la source de mon malheur. Et, puisque vous, M. Chrysale, ne pouvez pas avoir, à ce qu'il semble, de la clémence, pour ces « fous glorieux qui hâtent le progrès en donnant leur généreux cœur en pâture au monde »*, laissez-les du moins tranquille dans leurs tombeaux.

* Jule Claretie *(note de Lucheni)*.

Monsieur le Directeur, je m'adresse pour faire réparer le déshonneur que ce Monsieur B. C. a répandu sur Genève a ..... j'allais dire ma cousine — Mme Brisson [1].

Vous donc, Madame, qui connaissez si bien les qualités de ce bon peuple et qui semblé enrager « serait-ce pour rire? » de vous voir impuissante de ne pouvoir forcer tous les autre peuples à l'imiter; comment avez-vous pu permettre qu'un de vos collaborateurs ait eu l'audace de calomnier cette bonne Suisse et, ce qui plus est, ce beau, ce noble canton de Genève, ce morceaux de paradis que les Dieux semblent l'avoir oublié ici sur terre exprès pour le donner en exemple aux autres peuples? Est-ce que vous étiez encore à Vevey? Je veux l'admettre.

. . . .
. . . .
. . . .
. . . . Ne laissez pas les lecteurs des *Annales* sous l'impression que le peuple de Genève fasse subir à ses prisonnier, si coupables soient-ils, d'atroce torture.

— Assurez-leur que dans ce pays la vertu a une telle force qu'elle traverse les MURS.

Recevez, M^r le Directeur, mes salutation respectueuses,

(Signé) L. Lucheni.

P.-S. — . . . .
. . . .
. . . .
. . . .

(Signé) L. L.

En envoyant cet écrit au directeur de l'Evêché, Lucheni lui adressait le court billet suivant :

M^r le Directeur,

Je crois que cette lettre vous allez la transcrire à la machine; voulez-vous donc après avoir la bonté de me la laisser lire?

(Signé) Lucheni.

[1] On sait à quoi Lucheni fait ici allusion. Mme A. Brisson, femme du directeur des *Annales politiques et littéraires*, signe ses articles : « Cousine Yvonne ». De là, les abonnés et les lecteurs des *Annales* ont pris l'habitude de l'appeler « Ma Cousine », et de s'intituler entre eux « Cousines et Cousins ».

C'est sur cette lettre, si intéressante au point de vue de sa mentalité, que nous terminerons l'exposé des documents concernant l'assassin de l'impératrice Elisabeth. Il ne nous reste plus maintenant qu'à conclure.

IV. — Conclusion

L'étude psychologique de Lucheni a déjà été tentée, notamment par deux aliénistes, les professeurs Lombroso et Auguste Forel, et un criminaliste, le professeur Alfred Gautier, de Genève.

Lombroso, fidèle à sa théorie bien connue, a voulu voir dans ce régicide un épileptique influencé par l'impressionnante misère du peuple, en Italie. Rien, dans l'histoire de Lucheni, ne se rapporte à une manifestation du mal comitial, à moins qu'on ne considère comme avéré le fait purement hypothétique rapporté par Lombroso en ces termes vagues : « Il paraît qu'à cette époque (vers 13 ans), il eut une attaque d'épilepsie. »

Alfred Gautier, dans sa remarquable étude, décrit en termes saisissants l'attitude de Lucheni pendant son procès, qu'il a pu « suivre d'un bout à l'autre, à bonne distance et en vue de l'accusé ». Il nous dépeint son entrée triomphante, son maintien dégagé, son inaltérable bonne humeur. « Sur ses lèvres ce sourire qui ne le quittera guère jusqu'à l'arrêt final... sourire qui n'a rien de provocateur... On dirait parfois un gamin qui s'amuse. » Après avoir rappelé les circonstances principales de la vie de Lucheni, d'après sa propre version, sans vouloir en discuter l'exactitude, le professeur Gautier conclut qu'il est bien difficile « de faire la part de la conviction et celle de la gloriole » dans cette attitude de justicier fier de son œuvre, dans laquelle se complait Lucheni. Au reste, ajoute l'auteur, apostolat et cabotinage ne sont pas deux termes inconciliables.

A. Gautier, en tant que profane, n'a pu surprendre sur la physionomie de Lucheni le moindre symptôme de dégénérescence ; il soumet à une critique serrée les affirmations de Lombroso, où un aveugle « lirait l'esprit de système ». Il en relève les inexactitudes et montre l'insécurité de sa méthode. Mais, quant à la condamnation de l'assassin de l'impératrice, toutes les tendances scientifiques, comme A. Gautier le fait remarquer, devaient aboutir à une solution identique, par des raisonnements différents.

En effet, malgré « la secousse de colère » qui a fait vibrer si profondément la population genevoise à la nouvelle du crime du 10 septembre, aucune voix ne s'est élevée pour demander le rétablissement de la peine capitale. La preuve est aujourd'hui faite, dirons-nous avec M. Gautier, Genève ne souhaite pas de revoir l'échafaud, qui devient trop souvent « le dernier tréteau du fanatique ». Une fois cette impossibilité de revenir à la peine de mort constatée, tout le monde était d'accord pour qu'on retranchât définitivement de la société un malfaiteur aussi dangereux que Lucheni. La réclusion à perpétuité, c'est la mort aussi « sans parade ni légende; c'est aussi l'oubli, plus cruel peut-être à supporter que tout le reste, pour celui qui pendant quelques jours s'est cru un héros ».

Quant à Forel, il considère Lucheni comme un déséquilibré impulsif, actionné à la fois par son innéité, par le milieu et par les circonstances, et fait remarquer que ses conclusions sont assez semblables à celles formulées par l'un de nous en 1890 au sujet des régicides en général.

L'ensemble des documents très détaillés et très précis rapportés ci-dessus et qui constituent une véritable observation médico-légale, nous permet de conclure comme Forel et de dire que le cas de Lucheni rentre absolument dans la description du régicide type, telle que nous l'avons donnée.

Le régicide, d'après cette description, est, à toutes les époques et dans tous les pays, toujours le même. C'est non pas un fou complet, mais un demi-aliéné, un *demi-fou* (comme nous disions déjà en 1889 en un vocable si bien précisé dans un remarquable ouvrage récent du professeur Grasset), un dégénéré chez lequel se retrouvent les grands stigmates psychiques de la dégénérescence, avec certains traits particuliers : hérédité habituellement mauvaise, instabilité, changement perpétuel de métier, de séjour et d'humeur, vanité, irritabilité, impulsivité, lucidité habituelle, comme caractères généraux; mysticisme, tendance à subir les influences ambiantes, à se passionner pour une cause altruiste (religieuse, politique, nationale ou mondiale) que l'occasion fait surgir, idée fixe, en tuant un grand personnage, d'accomplir, au prix de la vie, une action d'éclat profitable à l'humanité, orgueil érostratique du crime commis, protestation indignée et violente contre l'imputation de folie, courage souvent extraordinaire dans les supplices, analogue à celui des martyrs d'une foi ou d'une idée, etc.

Voici au reste, comme se trouve résumée cette psychologie morbide du régicide dans notre *Précis de psychiatrie :*

Les régicides sont des dégénérés chez lesquels la déséquilibration d'esprit se traduit par une exaltation caractéristique.

Cette exaltation consiste plus spécialement dans une sorte de mysticisme inné, souvent même héréditaire, qui les pousse, d'instinct, vers les violences de la politique et de la religion.

Si cette tendance ne rencontre pas autour d'elle des circonstances favorables, elle peut demeurer latente et inoffensive; mais si elle trouve dans les événements de l'époque, les guerres, les révolutions, les dissensions des partis, les théories outrées des sectes, les prédications ou les publications enflammées des livres et des journaux, en un mot dans l'atmosphère ambiante, un élément suffisant de culture et d'excitation, elle s'accentue presque fatalement jusqu'au fanatisme le plus dangereux.

Une idée, bonne ou mauvaise, est tombée sur ce terrain trop bien préparé; elle y germe exagérément, maladivement, étouffant ce qui peut encore rester de saine raison, jusqu'au jour où, entièrement dominé, le sujet en arrive à cette conviction délirante : qu'il est appelé à frapper un grand coup, à sacrifier ses jours pour une juste cause, à tuer un monarque ou un puissant de la terre au nom de Dieu, de la patrie, de la liberté, de l'anarchie ou de tout autre principe analogue.

Le régicide est là tout entier, dans cette croyance à la fois orgueilleuse et altruiste qu'il est un justicier et un martyr. Sous une forme ou sous une autre, on retrouve chez tous cette pensée : chez le régicide ancien, immolant un roi pour le bien de l'Eglise, malgré la perspective des supplices horribles du parricide, et avec la certitude de gagner ainsi le ciel; chez le magnicide d'aujourd'hui, assassinant un chef d'Etat, une reine, un ministre, un représentant quelconque de l'autorité, pour préparer, au prix de sa vie, le triomphe de l'anarchie.

Une telle conception, chez de tels individus, devient facilement obsédante et dominatrice, malgré la résistance plus ou moins grande qui peut lui être opposée. D'autant plus obsédante et d'autant plus dominatrice que, dans bien des cas, elle est alimentée et renforcée par des hallucinations.

Ces hallucinations des régicides sont tout à fait analogues à celles des mystiques. Elles consistent, comme chez ceux-ci, en apparitions plus ou moins fréquentes, la nuit dans le sommeil ou le jour dans des états de méditation et d'extase, d'apparitions lumineuses d'êtres ou d'objets surnaturels qui dictent des ordres et révèlent la glorieuse mission à accomplir.

Renforcée ou non par des hallucinations, cette conviction maladive qu'en exécutant leur acte ils obéissent à une mission, à une force supérieure, est telle chez les régicides, que certains, parmi les mystiques, invoquent Dieu avant de frapper pour solliciter la suprême approbation.

Avec une mentalité de ce genre, on s'explique comment les régicides sont presque toujours seuls à méditer, à préparer, à accomplir leur forfait, ne voulant en partager le mérite et l'honneur avec personne. Chaque fois, dans le cours des siècles, on a absolument voulu leur donner des complices, et ce qui se passe de nos jours pour Caserio, Lucheni, Bresci et Salsou, est exactement ce qui s'est autrefois passé pour Jacques Clément, Jean Chatel, Ravaillac et Damiens. En réalité, il a toujours fallu reconnaître que le régicide était, par sa nature même, un solitaire, qui n'avait ordinairement ni complice, ni confident, même dans sa plus immédiate intimité.

Si la mentalité de ces êtres, faite d'exaltation et de vanité mystiques, explique leur secrète façon de concevoir et d'exécuter leur crime, elle explique aussi leur attitude à l'audience, où leur plus grand bonheur est de clamer au monde, en un factum typique passionnément élaboré, la beauté de leurs théories et la sublimité de leur attentat[1].

Elle explique enfin, en dépit de quelques rares défaillances momentanées et plutôt physiques, le courage et l'impassibilité vraiment héroïques dont ils font preuve en face des supplices. Tous, hommes ou femmes, politiques ou religieux, depuis Mucius Scévola brûlant froidement sa main droite sur un brasier pour la punir d'avoir frappé un autre que Porsenna, depuis Guillaume Parry et Balthazar Gérard en 1584, jusqu'à Charlotte Corday, Staps, Sand, Alibaud et Guiteau, en passant par Ravaillac et Damiens, dont Michelet a pu dire que c'était l'exemple le plus frappant, pour la physiologie, de ce qu'un homme peut souffrir sans mourir, tous ont enduré sans se plaindre et presque avec indifférence les plus affreuses tortures.

C'est en me basant sur l'ensemble de ces caractères, qui comporteraient bien d'autres développements et que je n'ai fait qu'esquisser ici, que j'ai pu définir les régicides et les magnicides de la façon suivante : « des dégénérés à tempérament mystique qui, égarés par un délire politique et religieux, compliqué parfois d'hallucinations, se croient appelés au double rôle de justiciers et de martyrs et, sous l'empire d'une obsession à laquelle ils ne sont pas libres de résister, en arrivent à tuer un grand de la terre au nom de Dieu, de la patrie, de la liberté ou de l'anarchie ».

Il est difficile de ne pas reconnaître que cette description s'applique trait pour trait à l'assassin de l'impératrice Élisabeth.

Nous ne relèverons pas un à un ces traits d'identité car le rapprochement, la superposition s'imposent et l'on trouve chez Lucheni, comme chez tous ses congénères : la fâcheuse influence de la naissance et de l'éducation, une instabilité de métier, de séjour et d'humeur caractéristique, une grande lucidité d'esprit,

---

[1] Lucheni — et c'est le seul point de détail par lequel il s'éloigne un peu de cette description classique — n'a pas lu de factum à l'audience. Mais il l'avait annoncé et préparé et ce fut une surprise pour tous de ne pas le voir le déclamer. « L'accusé, dit le journal auquel nous avons emprunté le compte rendu ci-dessus du procès, déclare ne rien avoir à ajouter pour sa défense. Ainsi, nous échappons à la lecture du *fameux manifeste anarchiste rédigé par lui* ».

de l'irritabilité, de l'impulsivité, du mysticisme, de l'emballement passionné pour une cause politique violente, l'idée fixe de donner une leçon aux rois et de servir ses semblables en tuant au hasard un grand personnage, l'orgueil d'avoir sacrifié sa vie pour accomplir ce grand acte, la revendication énergique de l'état d'entière raison et d'entière responsabilité.

Nous nous bornerons donc, tellement les faits ici parlent d'eux-mêmes, à montrer par une preuve irrécusable que l'impulsivité, qui est le fait dominant du régicide, comme de tout dégénéré, se manifeste chez Lucheni de la façon la plus évidente, non seulement dans son crime même, mais dans les agressions inexplicables qu'il a commises depuis à la prison.

La portée de cet argument n'a pas échappé au professeur Forel car, dans une note additionnelle à son article, il apprécie ainsi qu'il suit l'attentat de Lucheni contre M. Perrin :

> Lucheni continue à se rendre intéressant et à confirmer notre diagnostic. Son nouvel attentat sur le directeur de la prison, M. Perrin, est absolument caractéristique pour un impulsif pathologique. Un petit examen du cas vaut la peine.
>
> . . . .
>
> Donc, Lucheni est de mauvaise humeur; il est suggéré dans le mauvais sens par un surcroît de sévérité. Des remords sur son assassinat, il n'en a plus; de réflexion sur l'absurdité de sa tentative, pas question. Seule la marée montante de sa colère pathologique ainsi excitée le guide dans ses actes. Il devient donc arrogant, exige deux livres de la bibliothèque au lieu d'un, ce qui est la règle. On les lui refuse. La goutte d'eau est là. Il prépare son instrument (une boîte à sardines fort bien aiguisée) pour tuer quelqu'un, le premier qui s'opposera à lui; il lui faut une décharge, une explosion. Naturellement c'est le directeur qui lui oppose un refus, et c'est sur lui qu'il se rue, comme un taureau sur le drap rouge. Il a même la naïveté de le menacer avant d'agir.
>
> Je demande maintenant au simple bon sens de me dire d'abord si un homme raisonnable et tant soit peu équilibré agirait 'ainsi, puis pourquoi les autres prisonniers ne l'ont pas fait, mais seulement l'impulsif dangereux (j'allais presque dire le fou dangereux, car il en est si près) Lucheni. En effet, cet acte insensé, commis à jeun d'alcool, ne pouvait aboutir pour lui qu'à un surcroît de rigueur. Je demande, en outre, à ceux qui ont cru voir autrefois en Lucheni l'instrument tiré au sort d'une bande de comploteurs, s'ils le croient encore. Cette fois-ci, il ne peut être question de complot.
>
> C'est du Lucheni tout pur.
>
> Ne voit-on donc pas que l'attentat de Lucheni sur M. Perrin n'est dû qu'à la répétition de circonstances et de causes minimes, analogues à celles qui, grâce à son impulsivité pathologique, avaient poussé cette cervelle mal faite à tuer S. M. l'Impératrice d'Autriche dans l'automne de 1898?

N'arrivera-t-on jamais à comprendre qu'il faut avant tout preserver notre société contre ces cervelles dangereuses en les mettant à temps dans l'impossibilité de nuire une fois qu'on les a reconnues?

Nous n'avons rien à ajouter à ces réflexions si justes, sinon qu'elles se trouvent confirmées encore par les actes de violence commis postérieurement par Lucheni contre ses gardiens, actes qui portent eux aussi, et peut-être plus encore, la marque caractéristique de l'impulsion pathologique.

Signalons encore une particularité intéressante chez Lucheni.

Ainsi que nous l'avons fait observer, les régicides ne sont pas foncièrement méchants. Pris en dehors de leurs accès de colère et d'impulsion, durant lesquels ils peuvent commettre les pires violences, ils sont généralement faciles, bienveillants, parfois même doux et timides. Bien plus, ce sont des altruistes, en ce sens que l'idée des autres domine, dans leurs théories, dans leurs discours, leurs écrits et leurs actes, celle de leur propre intérêt. Ils iront bien, au nom de leur altruisme, jusqu'à assassiner froidement le meilleur des rois, comme Henri IV, le meilleur des hommes, comme le Président Carnot, ou la plus infortunée des femmes, comme l'impératrice Elisabeth, voire jusqu'à faire périr des centaines de victimes de tout âge, de tout sexe et de toute condition, comme lorsqu'ils ont recours à l'aveugle bombe de dynamite — et c'est en cela que se révèle l'incohérence et l'absurdité de leurs conceptions humanitaires — mais le mobile de leur acte n'en est pas moins, si mal entendu et si pathologique soit-il, un mobile altruiste.

Lombroso a justement insisté sur cet altruisme en ce qui concerne les criminels anarchistes et il cite à l'appui cette phrase de Burdeau : « La plus grande majorité des anarchistes appartient à la famille des assassins philanthropes; c'est par amour des hommes qu'ils les tuent follement. »

Chez Lucheni, cette tendance se révèle au plus haut point dans sa lettre aux *Annales*, d'une psychologie si curieuse et si pleine d'intérêt. Voilà, en effet, un homme très susceptible, très irritable, très orgueilleux, qui prend connaissance d'un article où on le montre moisissant et tournant, « comme une hyène en cage », dans un cachot d'où il ne sortira jamais que « les pieds devant ».

On pouvait s'attendre naturellement à ce que cet homme, blessé au vif dans sa vanité impulsive, adressât à l'auteur de l'article une réplique personnelle des plus virulentes. Point. Ce qui l'a surtout choqué, révolté dans la chronique de Chrysale, c'est que la Suisse a l'air d'y être représentée logeant ses détenus comme des fauves. Cela le met hors de lui, il ne peut le supporter et, oubliant ses propres griefs, il prend, en une lettre pleine de verve, d'esprit et d'ironie dans laquelle il décrit complaisamment tout le confortable et tout le bien-être accordés par ce pays aux hôtes de ses prisons, la défense de la « bonne Suisse », de son « excellent peuple », du « noble canton de Genève, ce morceau de paradis que les Dieux semblent avoir oublié sur terre exprès pour le donner en exemple aux autres peuples ».

Il y a là évidemment, chez un homme dans la condition actuelle de Lucheni, un sentiment altruiste singulier qui mérite d'être signalé.

Nous trouverions facilement d'ailleurs, dans l'histoire de Lucheni, d'autres exemples de cet altruisme, en grande partie réel sans doute, sous son apparence déclamatoire : lorsque, par exemple, dans sa composition de style, il se déclare heureux s'il peut « modifier et améliorer la condition des pauvres innocents orphelins abandonnés avant que l'un d'entre eux fasse la fin de Lucheni » ou lorsqu'il dit regretter davantage la courte prévention subie à cause de lui par l'ouvrier Martinelli que sa perpétuelle détention.

Cette tendance des régicides à se poser en champions d'une religion, d'un parti, d'une nation, de l'humanité entière est telle que leurs rancunes personnelles, perdant leur caractère individuel, en viennent vite à se fondre dans des revendications de collectivité, et que quelques-uns d'entre eux, fusionnant pour ainsi dire les deux causes, veulent, en tuant un grand personnage, atteindre à la fois un de ceux qui les ont lésés et qui oppriment la malheureuse humanité.

Nous avons déjà insisté dans des travaux antérieurs sur cette particularité typique et nous avons cité à l'appui deux exemples. Le premier est celui de l'abbé Verger, amené, en haine de ses chefs ecclésiastiques qui l'ont frappé d'interdit, à prendre en main la défense de la religion entière et à tuer l'archevêque de Paris, Mgr Sibour, pour protester contre le dogme de l'Immaculée Conception, au cri de : « Pas de déesses! A bas les déesses! » Le second est celui d'Aubertin qui, justicier de la France en même temps que le sien propre, tire au sort dans un chapeau le nom de celui qu'il frappera parmi ses ennemis personnels et ceux de son pays, confondus dans cette urne pathologique. Et le sort, on le sait, désigne Jules Ferry.

Lucheni a fait de même, en quelque sorte. Révolté de l'attitude prise à son endroit par des gouvernants qui ne daignent même pas répondre à sa demande d'emploi, il entre par dépit dans l'anarchie et arrive à assassiner au hasard le premier représentant de famille royale qui se présente à lui, à la fois pour venger les torts faits par l'Etat à un enfant abandonné et à un soldat méritant comme lui et pour donner, au nom des travailleurs, une leçon aux fainéants qui règnent et ne gouvernent pas.

En résumé, nous croyons pouvoir dire, après tout ce qui précède, que Lucheni a droit de prendre rang parmi les régicides et magnicides célèbres dont l'un de nous a étudié et tracé antérieurement la mentalité curieuse, toujours la même à travers les siècles et les pays; et que la meilleure façon de le comprendre est de le considérer comme de la lignée des Jacques Clément, des Ravaillac, des Damiens, des Staaps, des Louvel, des Alibaud, des Verger, des John Wilkes Booth, des Guiteau, des Passanante, des Caserio, etc., qui, mus par une idée fixe d'altruisme et d'orgueil, ont cru, en tuant un roi ou un grand personnage, accomplir un acte méritoire et s'immortaliser.

Lucheni n'est certainement pas le dernier rejeton de cette race qui a existé de tout temps et qui durera sans doute toujours.

BIBLIOGRAPHIE

E. Régis, *les Régicides dans l'Histoire et dans le Présent* (Congrès international de l'Anthropologie criminelle, Paris, 1889 et 1 vol. de la Bibliothèque de Criminologie, 1890). 2ᵉ édition, entièrement refondue, sous presse.

— Le Régicide Caserio *(Archives de l'Anthropologie criminelle et des Sciences pénales*, 1895).

— Les Régicides *(Revue philomathique de Bordeaux et du Sud-Ouest*, décembre 1900).

— *Précis de Psychiatrie*, 3ᵉ édition, 1906.

P. Ladame, *l'Obsession du meurtre*. Troisième Congrès d'Anthropologie criminelle, Bruxelles, 1892.

C. Lombroso, *les Anarchistes*, traduit de la 2ᵃ édition italienne par les Dʳˢ M. Hamel et A. Marie, Paris, E. Flammarion.

— Le Crime de Lucheni *(Revue des Revues*, 1ᵉʳ novembre 1898).

Aug. Forel, Lucheni *(Gazette de Lausanne*, nᵒˢ du 29 novembre, 1ᵉʳ et 2 décembre 1898).

Aug. Forel et Alb. Mahaim, *Crimes et anomalies mentales constitutionnelles*, Genève et Paris, Alcan, 1902

Alfred Gautier, le Procès Lucheni *(Revue pénale suisse*, 1898, p. 333, onzième année, 5ᵉ et 6ᵉ fascicules).

J. Grasset, *Demi-fous et demi-responsables*, 1 vol., Félix Alcan, Paris, 1907.

Lyon. — Imprimerie A. REY, 4, rue Gentil. — 45252